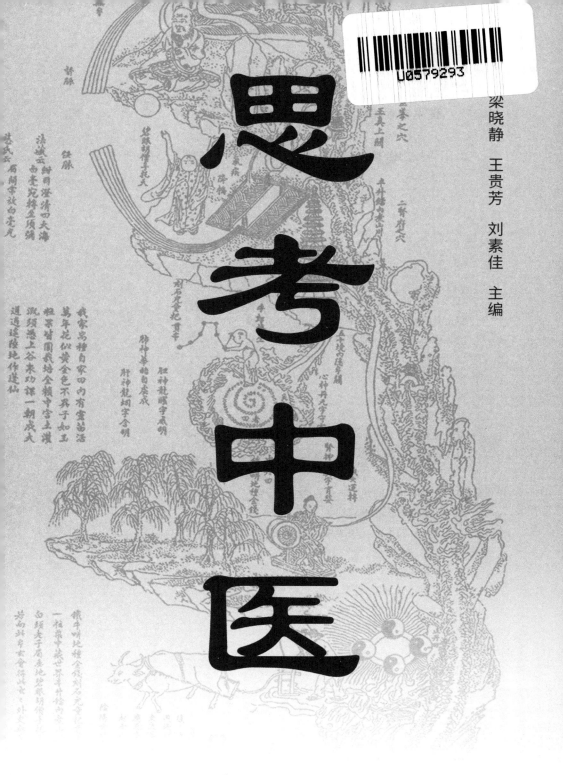

思考中医

梁晓静　王贵芳　刘素佳　主编

YNKJ 云南科技出版社
·昆明·

图书在版编目（CIP）数据

思考中医 / 梁晓静，王贵芳，刘素佳主编 . -- 昆明：
云南科技出版社，2025. 5. -- ISBN 978-7-5587-6337-3

Ⅰ . R2

中国国家版本馆 CIP 数据核字第 2025BZ1094 号

思考中医

SIKAO ZHONGYI

梁晓静　王贵芳　刘素佳　主编

责任编辑：代荣恒

特约编辑：郁海彤

封面设计：李东杰

责任校对：孙玮贤

责任印制：蒋丽芬

书　　号：ISBN 978-7-5587-6337-3

印　　刷：三河市燕春印务有限公司

开　　本：710mm×1000mm　1/ 16

印　　张：12

字　　数：130千字

版　　次：2025年5月第1版

印　　次：2025年5月第1次印刷

定　　价：59.00元

出版发行：云南科技出版社

地　　址：昆明市环城西路609号

电　　话：0871-61434521

　　中医文化历史悠久、源远流长，是中华民族优秀传统文化的重要组成部分，承载着中华文明数千年的智慧结晶。作为世界医学史上独具特色的医学体系，中医以其独特的整体观、天人合一的哲学思想，以及整体观念、辨证论治的治疗原则，在中华民族的繁衍生息和健康维护中发挥了重要作用。

　　中医自《黄帝内经》《神农本草经》等经典著作成书以来，逐步发展出了一整套完善的理论体系和临床实践经验。其核心理念强调通过调节人体的阴阳平衡、气血运行来维护健康，尤其注重预防疾病的"治未病"思想。这一理念在《黄帝内经》中已有详细阐述，书中提到"圣人不治已病治未病，不治已乱治未乱"，这表明在疾病尚未形成之前就应进行调理和预防，以保持机体的平衡与和谐。

在《伤寒杂病论》中，张仲景通过对外感病的辨证分析，提出了六经辨证体系，为后世中医临床奠定了重要的诊疗基础。在治疗上，中医不仅依靠药物，更强调通过食疗、针灸、推拿等方式，综合调理患者的体质，从而达到标本兼治的效果。

中医文化不仅是医学的体现，更是中国传统哲学、文化的外化表现，深刻影响着中华民族的生活方式和健康理念。如今，中医文化已经走向世界，成为全球传统医学的重要组成部分，其"和谐""平衡"的健康观念对现代医学也具有重要启示。

健康长寿是人类永恒的追求，从古至今，无论帝王将相，还是平民百姓，都渴望健康长寿。随着社会发展，物质生活丰富，人们对健康的需求愈加迫切。中医的养生以及根治理论被更多的人关注。人们开始思考如何利用中医的理论来注重修身养性，平衡身心，尤其在现代社会竞争压力下，中医更显重要。

目　录

第一章 / 中医养生大智慧

　　中医以其独特的整体观、天人合一的哲学思想，以及整体观念、辨证论治的治疗原则，在人类的繁衍生息和健康维护中发挥了重要作用。

　　中医文化不仅是医学的体现，更是中国传统哲学、文化的外化表现，深刻影响了中华民族的生活方式和健康理念。如今，中医文化已经走向世界，成为全球传统医学的重要组成部分，其"和谐""平衡"的健康观念对现代医学也具有重要启示。

　　而中医养生由中医凝练而来，凝聚了古人对生命健康的深刻理解与实践，根据生命的发生发展规律，通过饮食调节、精神调养、环境调摄等多种方法，达到保养生命、健康长寿等目的。

第一节　中医到底是什么

要将中医养生融入日常生活并持之以恒，理解中医的底层逻辑非常有必要，人们只有真正了解"中医是什么"才能理解"中医是如何治病、防病的"。掌握中医基础理论，有助于在日常生活中更好地应用中医养生方法，达到预防疾病和维护健康的效果。

一、探索中医神秘的奠基石

《黄帝内经》《难经》《伤寒杂病论》和《神农本草经》四大医药学经典巨著的相继问世，标志着中医学理论体系的形成。这是我国古代医者运用当时的科学手段进行系统归纳的杰出成就，来源于长期的医疗实践、朴素的解剖知识及生活体验，受古代哲学思想的影响，形成了具有我国传统医学特色的人体观、疾病观和诊治疾病的方法，逐渐形成了一套独特的理论体系。这一理论体系以精气、阴阳、五行学说为哲学基础和方法，以整体观念为指导思想，以脏腑经络、气血津液为生理病理学基础，以辨证论治为诊疗特点。它是关于中医学的基本概念、基本原理和基本方法，不仅有助于理解中医养生的基础，更是将其有效应用于日常生活的重要前提，有助于在实际生活中因人、因时、因地制订养生方案，达到预防疾病、强身健体的目的，提升整体生活质量。

其中，整体观念和辨证论治是中医的两大奠基石。

拆解中医的整体观

中医的整体观念是其理论体系的基本特点之一，体现了对人体及其与自然、社会环境之间关系的独特认识。整体观念的基本思想是将人体看作一个有机整体，认为各个脏腑、组织、器官在结构上密不可分，在功能上互相协调，同时强调人体与外部环境的统一性。古代中医将天人合一的思想引入医学实践中，认为人体与自然界紧密相连，必须遵循自然规律以维持健康。这一观念在中医的生理、病理、诊法、治疗等各个方面发挥了重要的指导作用。

中医认为人体本身就是一个有机整体。从结构上来看，人体由各个脏腑器官组成，这些器官彼此相互依存，不能单独发挥作用。例如，五脏（心、肝、脾、肺、肾）通过经络系统相互联系，保持协调一致的生理功能。每一脏腑都不仅仅是独立的器官，它们共同组成了人体的统一系统。因此，人体的各个部分在生理上密切关联，在病理上相互影响。例如，心主血脉、肝主疏泄、脾主运化，它们共同维持机体的正常运作，任何一个脏腑的功能失调都会影响整体健康。五脏通过经络连接着体表的四肢百骸、五官、九窍等，形成表里相应、上下沟通的有机联系，展现出人体的整体统一性。

中医还认为气、血、津、液等生命物质是人体生命活动的基础。这些物质在人体内部不断流动、相互转化，确保各个脏腑的功能活动。例如，气是推动和调控人体各项生理功能的核心物质，气的充足与否直接影响到血液的运行和津液的输布。如果气虚，血行不畅，人体就可能出现疲倦、面色苍白等不适。因此，保持气血的平衡是中医养生的重要内容，也是中医整体观在实践中的应用。

中医还特别强调人体与外界环境的统一性。这种观点认为，自然界的气候变化、地理环境等因素对人体的健康有着重要影响。例如，四季气候的交替会影响人体的生理状态，春温、夏热、秋燥、冬寒的变化要求人体做出相应的调整适应。中医的经典理论中有"天人相应"的观点，认为人体内的三阴三阳、五脏六腑的气机变化与自然界的阴阳五行运动是相互应和的。因此，人体在健康状态下能够顺应季节变化，保持气血的正常运作，而当外界环境的变化超出了人体适应的范围时，就可能导致疾病的发生。正因如此，四季养生和地域性的调理方法在中医养生中具有重要地位。

除此之外，中医还指出了人与社会环境的统一性，强调人的健康不仅受自然环境的影响，还与社会环境密切相关。社会角色、生活方式、工作压力等因素都会影响人的身心健康。例如，社会地位高的人常因劳心过度而导致气虚，而劳力过度者则容易筋骨劳损。中医早在古代就认识到不同社会群体的发病特点，提出了"富贵病"和"贫贱病"的区分，并根据不同的生活方式制定了相应的调理方法。现代社会中的"慢性疲劳综合征""抑郁症"等问题，实际上也可以从中医的整体观念中找到解释与应对策略。

从诊断与治疗的角度来看，中医的整体观强调"辨证施治"。这意味着医生在诊断疾病时，不仅要考虑局部症状，还要综合患者的全身状态、生活环境等多种因素。比如，一位患者出现头痛症状，医生不会仅仅针对头痛部位进行治疗，而是会结合患者的全身状况，考虑到气血运行、脏腑功能、四季变化等因素，综合判断病因。治疗时，中医往往采用调和全身的方法，如"上病下治""左病右治"，通过调节整体状态来消除局部病变。

中医的整体观念不仅体现在对人体健康的认识上，还为预防疾病提供了理论依据。中医提倡"治未病"，即在疾病尚未发生之前就进行预防，保持身体的和谐状态。这种预防不仅仅是针对局部症状，而是通过调节饮食、作息、情志等各方面因素，维持整体的平衡与健康。例如，春季调肝、秋季养肺、冬季补肾的养生法正是基于天人合一的整体观念，帮助人体顺应季节变化，预防外邪侵袭。

总之，中医的整体观是其理论体系的核心，不仅涵盖了人体自身的结构与功能的统一，还强调了人体与自然、社会环境的紧密联系。这种独特的认识方式，使中医学在应对复杂的健康问题时，能够综合多种因素，采取个性化的调理与治疗方法，对维护健康、预防疾病具有重要的现实意义。

剖析中医的辨证观

中医的辨证观念是其理论体系的重要组成部分,体现了中医对生命、健康与疾病的整体性和动态性的理解。中医认为,一切事物都有着共同的物质根源,并且都处在不断的变化和相互联系之中。健康与疾病是人体内外环境和谐或失调的结果,生命的过程则是在阴阳对立统一的矛盾运动中不断演变的。这种辨证的、整体的、运动的观点贯穿于中医的生理、病理、诊断和治疗中,构成了中医独特的健康观与疾病观。

中医用矛盾的法则解释生命的本质,认为"阴阳"是自然界运动发展的根本规律。人体生命活动的过程,是阴阳不断相互作用的结果,即"阳化气"与"阴成形"的对立统一。阳主气,推动人体的活动与生机;阴主形,维持物质基础的存在。健康状态下,阴阳处于动态的平衡之中,但一旦失衡,便可能引发疾病。中医将疾病的发生、发展和变化看作是机体内部阴阳矛盾运动的反映,同时也强调机体与外界环境之间的互动。这种"阴阳平衡"的思想不仅适用于个体的生理状态,也涵盖了人与自然、社会的关系,强调个体在外界变化中的适应性和协调性。

中医的辨证观贯穿于生理、病理、诊断和治疗各个方面。

生理学上,中医以脏腑学说为基础,强调五脏之间的对立统一关系。五脏(心、肝、脾、肺、肾)各司其职,互相依存和制约,如心主血脉,肝主疏泄,脾主运化,这些功能相互协调，共同维持机体的正常运作。同时，人体的气、血、津液等生命物质，也在脏腑功能的调控下不断循环、转化，确保生理活动的平衡。例如，气推动血的运行，血则滋养气的生发，二者互为依托，体现了气与血的辩证统一关系。因此，人体内部的和谐与否取决于这些物质和功能的平衡，而任何一方的失调都会引发全身的反应。

在病理学中，辩证思想同样具有重要的指导意义。中医强调疾病是邪气和正气对抗的结果，病邪侵犯人体，正气不足时则病邪得以入侵并引发疾病。因此，中医既重视病因的外因（如风寒、暑湿、燥火等自然因素），也强调内因（如体质虚弱、情志失调等）。内因是发病的基础，外因则是诱发疾病的条件。疾病的传变也是一个辩证的过程，病邪在人体内部可能通过五脏六腑的相互联系而转移扩散，这也是中医整体观的体现。例如，肝的疏泄失调可能影响脾胃的运化功能，进而出现消化不良等症状，这种脏腑之间的相互传变和影响体现了人体内在联系的辩证性。

在诊断上，中医通过辨证分析，将疾病置于整体的视角下进行判断。中医认为，疾病不仅是某个脏腑功能失调的表现，更是人体与外界环境之间失衡的反映。因此，在诊断疾病时，医生不仅要观察患者的局部症状，还需要结合四时气候、地理环境、生活习惯等多方面因素，全面分析病情。四诊（望、闻、问、切）是中医诊断的基础，医生通过舌苔、脉象等外部表现来判断内部脏腑的失调状态，最终作出整体性的判断。辨证的过程是从现象入手，通过症状表现，分析出疾病的本质及其发展方向，从而为后续的治疗提供依据。

治疗方面，辨证观念贯穿了中医的防治原则。中医强调"未病先防，既病防变"，即在疾病尚未发生时应采取预防措施，而在疾病发生后则应防止其进一步恶化或转变。这种预防为主的思想与现代医学的健康管理理念不谋而合。在具体治疗上，中医通过"扶正祛邪"来调节阴阳平衡，恢复机体的正常功能。同时，辨证的治疗方法还体现在"异病同治"和"同病异治"的原则上，即不同的疾病可能因其病因或病机相同而使用相同的治疗方法，而同一种疾病由于病人的体质、病情不同，也可能采取不同的治疗方案。例如，同样是感冒症状，体虚者应补气，热盛者应清热解毒，治疗时应根据患者的具体情况灵活变通，这正是中医治疗中"辨证论治"思想的核心所在。

中医学的辨证观念为防治疾病提供了动态、全面的思维方式。中医不仅关注局部的病变，还重视整体的平衡与调节，认为局部与整体、内外环境的相互作用决定了健康与疾病的状态。在这种思想指导下，医生能够从更广阔的角度观察和处理健康问题，将患者的个体差异、生活环境等因素综合考虑，制定个性化的治疗和调理方案。通过辨证施治，中医不仅着眼于疾病的当下症状，更注重调养整体状态，恢复机体的自我调节能力，这也是中医在治疗慢性病和调理亚健康方面的独特优势之一。

总之，中医的辨证观念通过整体、联系、变化的视角来理解生命与健康，强调健康是动态平衡的结果，疾病是这种平衡被打破的表现。通过辨证思维，中医能够灵活应对复杂的健康问题，调节人体内部和外界环境的关系，最终实现健康的维护与疾病的防治。

辨证论治，迎刃而解

辨证论治结合了"辨证"和"论治"两个方面，是中医诊断和治疗疾病的基本方法。辨证论治的关键在于通过对疾病的综合分析，确定其病因、病位、病性等，然后根据病情制订相应的治疗方案。这一过程体现了中医的整体观、动态观和辨证观，是中医独特的学术特点和理论体系的集中表现。

在中医学中，疾病是通过症状和体征表现出来的。症状是病人主观感受到的异常，如头痛、咳嗽、发热等；而体征则是医生通过望、闻、问、切等方法客观观测到的，如舌苔、脉象等。虽然症状和体征是疾病的外在表现，但它们并不能完全揭示疾病的本质。中医通过"证"的概念，进一步对疾病的深层次进行归纳和分析。证候是人体在特定条件下对致病因素的综合反应，表现为一组有内在联系的症状和体征。通过辨证，医生可以确定疾病的病因、性质、部位等，并掌握疾病的动态变化。

辨证的过程并不仅仅是对症状的简单累加，而是透过现象，抓住症状之间的本质联系。例如，脾阳虚证是脾脏因寒邪侵袭而导致的虚证，其症状可能表现为食欲不振、腹胀、便溏等，但这些表面现象背后反映的本质是脾的阳气不足。这种通过分析症状的关联和机体反应来揭示疾病本质的过程，就是中医辨证论治的精髓。

辨证和论治是密不可分的两个过程。辨证是分析疾病本质、找出病因的过程，而论治则是根据辨证的结果制定治疗方案。辨证为论治提供了理论依据，论治则是实践辨证的手段。通过辨证，医生可以确定疾病的主要矛盾和病理变化，而论治则根据这一判断，选定适合的治疗方案。二者的关系相辅相成，共同构成了中医治疗的基础。

中医临床中的辨证方法多种多样，常用的有八纲辨证、脏腑辨证、气血津液辨证、六经辨证、卫气营血辨证等。每一种辨证方法都有其特定的应用场景和诊断侧重，但它们之间并非孤立，而是相互补充。例如，八纲辨证通过辨别疾病的阴阳、表里、寒热、虚实，概括出疾病的基本属性；而脏腑辨证则进一步根据具体的脏腑功能失调情况，分析疾病的病位和病因。医生在临床实践中，通常会根据病情灵活运用多种辨证方法，全面判断疾病的复杂性。

辨证论治的过程体现了中医学的整体观念。在诊断疾病时，医生需要通过四诊方法——望、闻、问、切，全面观察病人的症状和体征，然后结合地理环境、时令气候、患者的体质、性别、职业等因素，进行综合分析。这一过程不仅关注疾病的外在表现，更注重机体的整体反应。例如，同样的感冒症状，体质虚弱的患者可能需要温补，而体质强壮但受寒的患者则需要散寒解表，这就是中医强调的"辨证求因"。

辨证和辨病是中医治疗中的两个重要环节。辨证关注的是疾病在不同阶段的本质变化，而辨病则侧重于疾病的命名和分类。在临床中，辨证往往比辨病更为重要，因为不同的疾病可能在不同阶段表现出相似的证候，反过来，不同的证候也可能出现在同一疾病的不同阶段。例如，黄疸病可以表现为湿热证或寒湿证，前者需清热利湿，后者则需温化寒湿，这体现了"同病异治"的原则。同样，不同的疾病如久痢、脱肛、子宫下垂等，如果都表现为中气下陷证，治疗时则都可以采用升提中气的方法，这体现了"异病同治"的原则。

辨证论治的灵活性和针对性使中医能够根据患者的具体情况量体裁衣，制定个性化的治疗方案。中医并不单纯依赖疾病的名称或症状，而是通过分析证候，找到疾病的主要矛盾，并制定出有针对性的治疗方案。治疗方案随病情变化而调整，不拘泥于固定的处方，强调因时、因地、因人施治。例如，同样的高血压病人在春季与冬季的治疗方法可能有所不同，因为中医认为季节的变化会影响体内阴阳气血的平衡，治疗时必须顺应自然规律。

辨证论治是中医的精髓，是中医认识和治疗疾病的重要方法。通过辨证，医生可以全面分析疾病的病因、病位和病性，并根据辨证的结果制定个性化的治疗方案。这一过程贯穿于中医临床的每个环节，体现了中医的整体观、动态观和辨证观。辨证论治不仅帮助医生准确判断疾病的本质，还为制订灵活有效的治疗策略提供了理论依据。

二、揭开藏象学说的神秘面纱

中医藏象学说是中医的核心理论之一，用以解释人体内部脏腑的生理功能、病理变化及其与外在表现的关系。这个学说基于"有诸内，必形诸外"的原理，认为内脏的健康或失调会通过外部表现出来。换句话说，人体内部的脏腑功能及其病理变化会通过外在的生理、病理现象呈现出来，如皮肤、五官等的异常表现反映了内脏的健康状况。

"藏象"一词最早出现在《黄帝内经》中，"藏"，常与"脏"通用，指藏于体内的脏腑；"象"，征象也，指表现于外的生理、病理现象。脏居于内，形现于外，故曰"藏象"。这一学说不仅仅是描述人体脏腑的形态结构，还涉及它们的生理功能、病理变化，以及脏腑与气血津液、形体官窍之间的联系。五脏包括心、肝、脾、肺、肾，六腑则指胆、胃、大肠、小肠、膀胱和三焦。五脏负责化生和储藏精气，维持生命的基本功能，而六腑则负责受盛和运化水谷，即食物的消化和排泄。

在藏象学说中，五脏与六腑既有独立的功能，又通过经络等系统彼此关联，维持人体整体的平衡。例如，心主血脉，肝主疏泄，肺主气，脾主运化，肾主水，这些功能相互制约，共同确保人体的健康。一旦某个脏腑功能失调，不仅影响自身，还会影响其他脏腑。例如，肝功能失调可能影响脾胃的运化功能，导致消化不良，这种脏腑之间的联系体现了中医的整体观念。

藏象学说强调脏腑功能的外在表现。例如，肺主皮毛，开窍于鼻，皮肤的健康和鼻子的通畅与肺的功能息息相关。如果肺气不足，可能会出现皮肤干燥、毛发脱落、鼻塞等症状。同样，肝开窍于目，肝血充足则眼睛明亮有神，肝血不足则会导致视力模糊或眼干涩。此外，肺与大肠相表里，二者功能互相影响，肺气不利时，可能通过调理大肠来改善肺部症状。

藏象学说的形成主要依赖于古代的解剖学知识、对人体生理病理现象的长期观察总结，以及反复的医疗实践。虽然中医的脏腑名称与现代解剖学一致，但其功能和内涵却有很大不同。中医学更关注脏腑的功能性认识，而现代解剖学则侧重微观结构。中医通过观察病症和治疗效果，逐步总结出内脏与外在表现之间的关系。例如，治疗眼疾时通过调理肝脏功能来改善视力，这种观察得出的结论为中医的藏象学说奠定了理论基础。

藏象学说中的五脏和六腑不仅在生理上有不同功能，在病理上也有显著差异。五脏的疾病多表现为虚证，而六腑的病多为实证。例如，五脏主内藏，若出现功能失调，通常表现为气血不足、精气亏损等虚弱状态。而六腑则主要负责传化水谷，病变时常表现为实邪，如积食、腹胀等。因此，治疗时若五脏有实证，往往需要泻腑以疏通；若六腑虚弱，则可补脏以恢复功能，这种虚实调和的原则在临床中具有重要的指导意义。

藏象学说的核心在于以五脏为中心的整体观。五脏、六腑通过精、气、血、津液的协调运作，维持人体的正常生命活动。中医认为，人体是一个有机整体，五脏六腑之间通过经络系统互相联系，维持内外环境的平衡。一旦这种平衡被打破，就会导致疾病的发生。因此，治疗时必须从整体出发，辨证施治，调节脏腑的功能，恢复体内的平衡。

五脏

心位于胸腔偏左，是主宰人体生命活动的关键脏器。在五脏中，心属火，具有"阳中之阳"的特性，主要负责推动血液在全身循环，维持精神意识活动。心通过与小肠、脉、面、舌等相关组织共同构成一个系统，保障机体的正常生理功能。

心主血脉，意味着心脏负责推动血液在经脉中的流动，保证全身的气血循环正常。心脏通过规律的搏动，推动血液循环，将营养物质输送至全身的脏腑、四肢和皮肤，使各组织得以维持正常功能。中医还通过脉诊，通过脉搏的跳动情况来判断气血运行的状况，从而诊断疾病。心脏的正常功能依赖于心阳的充沛与血液的充盈。若心阳不足，心脏的搏动力量减弱，会导致血液循环不畅，出现面色苍白、脉象无力等症状，甚至可能引发心血瘀阻，导致心痛或其他严重疾病。

心主神志，即心负责人体的精神、意识和思维活动。中医认为，心神是人体生命活动的中心，主导人们的意识、情感、思维等精神层面。神的生成依赖于精气的滋养，心气充足时，精神清明，思维敏捷，情绪稳定。而当心主神志的功能失常时，可能会出现精神恍惚、失眠、健忘，甚至更严重的神志异常，如昏迷或谵妄。因此，心神安定是维持人体正常精神状态的基础。

心的生理特性主要体现在它的阳气属性和与自然的应和关系。作为阳脏，心阳气的旺盛维持着人体的生命活动，推动血液循环，并为全身提供温养。心阳也与自然界的夏季相应，夏季火热，人体的心阳也最为旺盛，说明心气与自然界的季节变化密切相关。心阳对其他脏腑的功能也有重要影响，若心阳不足，可能会影响脾胃的运化、肾阳的温煦等。

肺位于胸中，左右各一，与自然界的空气直接相通，通窍于鼻，形态轻虚疏松，因其在人体脏腑中位置最高，被称为"华盖"。肺在五行中属金，具有主气、司呼吸、通调水道、协助心脏行血等多种生理功能，是维持人体生命活动的重要脏器。

肺主气，包括主呼吸之气和一身之气。通过肺的呼吸运动，体内的浊气被排出，清气被吸入，实现气体交换，保持体内气的生成和调节。这一过程不仅维持人体的新陈代谢，还生成宗气，进而推动血液的运行，温养全身。肺的呼吸功能失常时，常表现为咳嗽、喘促等呼吸不畅的症状。

肺主行水，即调节体内水液的输布和排泄，是通过肺气的宣发和肃降来实现的。肺气宣发，将水液输送至全身，并通过呼吸、汗液排出多余水分，维持体内水液平衡。肺气肃降，使体内代谢后的水液下行到肾，经肾和膀胱生成尿液排出体外。若肺气宣降失常，水液代谢紊乱，可引发痰饮、水肿等病症。

此外，肺还承担着"朝百脉"的任务，协助心脏推动血液在全身的流动。肺通过呼吸促进体内清气和血液的交换，帮助血液在脉管中循环。当肺气不足时，血液循环受阻，会出现胸闷、心悸等症状。

肺的生理特性也非常显著。作为"华盖"，肺居于五脏之上，犹如伞盖保护着其他脏器，具有抵御外邪的作用。由于肺通达外界，常受风寒燥湿等六淫之邪的侵袭，尤其容易受到外感疾病的影响。肺被称为"娇脏"，即清虚娇嫩，易受外界环境和内在邪气的干扰，因此容易患病。外界的寒热燥湿变化，往往首先影响肺的功能，导致呼吸道疾病的发生。

脾位于腹腔上部，属于五行中的土，主运化和统血，具有承载和转化食物精微的作用。脾与胃、口、唇、肌肉等构成脾系统，其主要功能是消化、吸收水谷精微，并将其转化为气血，供给全身，维持正常的生理活动。因此，脾被称为"后天之本"，是人体"气血生化之源"。

脾主运化。脾主运化水谷和水湿。运化水谷是指脾将饮食物消化吸收，转化为水谷精微，进而转输至全身脏腑，化生气血，滋养肌肉和四肢。脾运化功能强健，机体气血充足，生理活动正常；若脾气虚弱，则表现为消化不良、食欲不振、腹胀便溏等症状。运化水湿是指脾调节体内水液代谢的功能，通过脾的运化作用将水液输送到全身各处，并排泄多余的水分。脾运化不利时，水湿停滞，易导致水肿、痰饮等病症。

脾主统血。脾具有控制血液在经脉中正常流动的作用，防止血液逸出脉外。脾气充足时，气能摄血，血液正常运行；

脾气虚弱时，统摄无力，血液可能外溢，表现为便血、尿血、皮下出血等出血症状。

脾主升清，即将消化吸收的精微物质上输心肺，转化为气血，滋养全身。脾气升清正常时，人体气血充足，内脏位置保持稳定；若脾气下陷，可能引发脱肛、内脏下垂等病症。

脾喜燥恶湿，即脾功能健旺时，能够调节水液代谢，避免湿气停滞；若湿气困脾，则导致脾的运化功能失常，出现水湿停滞的症状。此外，脾与长夏季节相应，脾气在长夏最为旺盛，湿邪在此时容易影响脾的功能，引发相关疾病。

肝在五脏中主要承担着调畅气机和调节情志的作用，位于腹部横膈下，右胁下而偏左，与胆、筋、目等构成肝系统。肝属五行中的木，具有疏泄、藏血等功能，并且与四时中的春季相应。

肝主疏泄，表现在调畅全身气机，保持气的升降出入通畅。气机调畅是维持脏腑正常功能的基础，肝气条达时，气血运行正常，精神情志活动得以平稳。肝失疏泄则可导致气机阻滞，表现为情志抑郁、胸胁胀满，甚至引发消化不良和血液循环不畅等症状。

肝主疏泄是保持脾胃正常消化吸收的重要条件。肝对脾胃消化吸收功能的促进作用，是通过调节脾胃的升降协调，分泌、排泄胆汁来实现的。

肝主疏泄，可调节冲任二脉的生理活动。肝的疏泄功能正常，气机调畅，冲任二脉得其所助，则"任脉通，太冲脉盛"，月经应时而下，带下分泌正常，妊娠孕育，分娩顺利。

若肝失疏泄，冲任失调，气血不和，可致月经周期紊乱，痛经、闭经和不孕等。

肝的疏泄功能还与情志调节密切相关。中医认为肝主谋虑，调节情绪，情志正常时表现为精神愉快、心情舒畅。若肝失疏泄，可能引发抑郁或愤怒等情志失调，进而影响气机。

肝主藏血，即肝脏负责储藏和调节血液。肝在人体活动时将储存的血液输送至各个脏腑组织，静止时又将部分血液归藏于肝。因此，肝能维持血量平衡，调节全身血液的分配。肝血充足有助于滋养眼目、筋脉、肢体等。肝藏血功能失调可能引发血虚、眩晕、夜盲、筋脉拘急，甚至出血倾向等问题。

肝气喜条达，条达则气机顺畅，功能正常，若气机郁结，则易生病。肝为刚脏，其气急而动，易亢易逆，气机失调时易引发肝火上炎，表现为头痛、目赤、急躁易怒等症状。此外，肝为藏血之脏，血属阴，故肝体为阴；肝主疏泄，性喜条达，内寄相火，主升主动，故肝用为阳，此即肝体阴而用阳。

肾位于腰部脊柱两侧，左右各一，右微下、左微上，外形椭圆弯曲，状如豇豆。肾与膀胱、骨髓、脑、发、耳等构成肾系，主要负责储藏精气、调节水液、纳气，并被称为"先天之本"。肾在五行中属水，体阴而用阳，与冬季相应。

肾的主要生理功能包括藏精、主水液和主纳气。首先，肾藏精，即肾负责贮藏和封藏人体的精气。精气分为先天之精和后天之精，前者来源于父母，是生殖繁衍的基础；后者由水谷精微转化而来，通过脾胃等脏腑的运化作用生成。肾藏精有助于维持人体的生长发育和生殖功能，肾精充盛则生长发育顺利，性功能和生殖能力正常；肾精不足则会导致生殖问题、发育迟缓或早衰。

其次，肾主水液，指肾具有调节人体水液代谢的功能。水液通过脏腑系统的共同作用输布全身，肾的气化作用则在维持水液代谢平衡中起关键作用。肾的气化功能失调会引发水肿、尿频或尿少等症状。因此，肾被称为"水脏"，肾阳的气化能力是维持水液代谢正常的基础。

此外，肾还主纳气，即帮助肺摄纳吸入的清气，调节呼吸。如果肾的纳气功能不足，可能出现呼多吸少、气短喘促等症状。这一功能体现了肾与呼吸系统的密切联系。

肾的生理特性还包括主闭藏和主一身阴阳。肾主闭藏，意味着肾具有封藏精气、固密储存的功能，确保精气不轻易外泄，保持体内阴阳平衡。肾精的充盈对于人体的生长、繁殖和衰老过程至关重要，因此肾被称为"生命之源"。肾还主一身阴阳，肾阴是全身阴液的根本，滋养濡润脏腑；肾阳则为全身阳气的根本，推动和温煦脏腑。肾阴阳的平衡关系到全身生理功能的协调。

六腑

六腑，是胆、胃、小肠、大肠、膀胱、三焦的总称。《素问·五脏别论》中说："六腑者，传化物而不藏，故实而不能满也。所以然者，水谷入口，则胃实而肠虚。食下，则肠实而胃虚。"可见，六腑的共同生理功能是受盛、传化水谷、排泄糟粕，具有通降下行的特性，在饮食物的消化、吸收、转送和排泄中起着重要作用。

六腑的共同生理功能是"传化物"，即负责消化、吸收、排泄过程中的传导与转化，并具备通降下行的特性。以下是胆、胃、小肠、大肠、膀胱、三焦的生理功能。

胆居于六腑之首，属阳木，与肝相表里。其主要功能是贮藏和排泄胆汁，胆汁由肝脏生成并存储于胆中，随肝的疏泄作用排入小肠，促进消化食物。胆气畅达有助于消化功能，若胆汁分泌或排泄异常，会引起消化不良、黄疸等问题。胆还主决断，意指胆气与人的精神意识和判断力相关，若胆气充足，则决断力强，反之易胆怯失眠。胆气升发条达，则脏腑之气机调畅，气血平衡，从而保证身体的正常功能。

胃主受纳、腐熟水谷，是食物进入消化道后的主要消化器官。它接受并暂存食物，进行初步腐熟，将食物化为食糜，供小肠进一步消化吸收。胃气通降有序则消化顺畅，若失调则易导致胃痛、胀满、嗳气等症。胃为"水谷之海"，胃的功能强弱直接影响人体的消化吸收与气血生化过程。胃喜润恶燥，津液充足能维持消化顺畅，若燥热过盛则易伤胃阴，出现胃病。

小肠的功能包括受盛化物和泌别清浊。它接受胃腐熟后的食糜，进一步消化吸收营养，并将清者（水谷精微）输送至全身，供脏腑利用；将浊者（糟粕）下传大肠，形成粪便排出体外。小肠功能正常则消化顺利，若失常则会出现消化不良、腹胀、腹泻或便溏等症状。小肠还参与体内水液代谢，若分清别浊功能失调，则可导致大便异常及小便不利等。

大肠主传化糟粕和吸收津液。它接受小肠下移的饮食残渣，通过吸收剩余水分，形成粪便并排出体外。大肠的传导功能需依赖胃的通降、脾的运化和肺的肃降，保持大便通畅。若大肠传导失常，可能引发便秘或泄泻。大肠还负责吸收部分津液，维持体内水液平衡，功能失常可导致大便干结或水谷不化。

膀胱的主要功能是贮存和排泄尿液。体内水液经脾、肺、肾的运化代谢，最终化为尿液贮存于膀胱，待其达到一定容量时通过肾的气化作用从体内排出。膀胱的开合作用调节尿液的存储与排泄，若功能失调则可导致尿频、尿急、尿闭或遗尿等。膀胱的功能与肾气密切相关，肾气的强弱直接影响膀胱的气化和排尿能力。

三焦为人体最大的腑，分为上焦、中焦、下焦，统领元气的运行与水液的代谢。三焦负责气的升降出入与水谷的运化，上焦如雾，主心肺，负责输布精微；中焦如沤，主脾胃，负责消化和吸收；下焦如渎，主肝肾及大小肠，负责分别清浊、排泄粪便和尿液。三焦是元气通行的通道，调控体内水液代谢和气化功能，确保气血运行通畅、津液代谢正常。

六腑的协调工作保证了饮食物的消化、吸收、输布和排泄过程的顺利进行，维持了机体正常的生命活动。

综上所述，藏象学说不仅反映了中医对人体内脏与外在表现之间关系的独特理解，也体现了中医学的整体观和辨证施治的理念。通过观察外在症状，推断内在脏腑的状态，医生能够进行更为全面的诊断和治疗，这使得中医在诊治复杂疾病时具备独特优势。

三、气血津液的运转原理

中医认为，气是宇宙的根本元素，也是构成人体的基础物质，维持着生命活动。除了气，血、津液等也是生命的基本组成部分。《类经·脏象类》提到，"精、气、津、液、血、脉，皆为气之所化"，这表明血和津液同样源于气。因此，气是构成人体及维持生命活动的根本物质。

气、血、津液的生成依赖于脾胃对食物的消化吸收，这些水谷精微不断补充并滋养身体。在脏腑功能的协调和神志的调控下，气、血、津液之间相互渗透、促进与转化。在生理功能上，它们也相互依存、相互制约，并共同发挥作用。气的充盈直接影响血的运行，而血则为气提供营养，津液则调节二者的平衡，形成一个和谐的生理体系。这种相互关系对于保持健康至关重要。

气与血的关系可用两句话概括——气为血之帅，血为气之母。

"气为血之帅"，即气能生血，气能行血，气能摄血。

气能生血，意味着气的运动是血液生成的动力。摄入的食物经过消化转化为水谷精微，再进一步转化为营气和津液，最后形成红色的血液。这一转化过程依赖于气的运动，而气的运动是通过脏腑的功能活动表现出来的。气的运动能力越强，脏腑的功能越活跃，生成血液的能力也就越强；反之，如果气的运动能力较弱，脏腑的功能减退，血液的生成能力也随之降低。

气能行血，意味着气的作用是血液流动的动力。气不仅直接推动血液的流动，还能通过促进脏腑的功能活动来推动血液运行。血液在脉中流动依赖于气的引领与推动。因此，气的正常运动对于保证血液顺畅运行至关重要。

气能摄血，意味着气能够确保血液在脉管内正常流动，而不会逸出。气摄血的本质是脾对血液的管理。根据《类证治裁·内景综要》的"诸血皆统于脾"说法，所有血液的运行都依赖于脾的功能。脾是气血运行的中心，负责将气向心肺输送，下达至肝肾，并滋养四周的肌肤，从而使血液不断流动。如果脾气虚弱，就无法有效地统摄血液，导致血液失去控制，出现流动异常，甚至可能导致出血。因此，脾的健康对维持血液正常运行至关重要。

"血为气之母"，包括血能载气，血能养气。

血能载气，即血液是气的载体，气存在于血中，例如"营气"在脉中运行，气依附于血液并通过全身循环。当血虚时，气也会随之虚弱，无法附着于血液而导致分散和流失。因此，气和血的关系密切，气随血而动，血虚则气亦虚。

血能养气，即血液对气具有滋养作用，持续为气的功能提供必要的物质基础，使其正常运作。如果人体脏腑得不到足够的血液供养，就会导致气虚，进而影响各项生理功能的正常发挥。

气与津液的关系和气与血的关系相似，即气能生津、气能行津、气能摄津、津能载气、津能养气。

中医上有"津血同源"这一说法，即津液和血都来源于脾胃化生的水谷精微。

津液对血脉具有滋养作用，是血液的重要组成部分。脉外的津液可以渗透进入脉内转化为血液，从而充盈和润滑血脉；而脉内的血液也可以渗出转化为津液，以滋养脏腑和组织。因此，津液与血液之间可以相互转化。

第二节　暗藏哲思的中医养生

中医哲学继承了中国哲学的整体观、阴阳平衡和气的学说，强调通过协调人与自然、人与社会的关系，保持身体内部的平衡，达到预防和治疗疾病的目的。这种哲学思维不仅影响了中医学的发展，还深刻影响了中国社会的文化和价值体系。

一、中医养生的哲理之思

中国哲学起源于先民的生活经验，强调人与自然、人与社会的和谐，以"中""和"为基本主题，追求平衡的启发。这种哲学思维内向而包容，注重事物对立面的互相制约和高层次的统一，不追求极端或片面排斥，而是寻求综合与平衡。中国哲学更多关注整体性，而非"非此即彼"的二元对立思维。它强调对立统一，例如"阴阳"的相互转化，认为事物的变化来自对立双方的协调与平衡。

与西方哲学的逻辑和理性思维不同，中国哲学重视"气"的存在，认为气是宇宙万物的本源，是不断运动的细微物质。

《黄帝内经》中明确指出，人体的气是由精化生的，气推动并调控脏腑活动。气的存在与变化是万物生生不息的根本。西方哲学家如阿那克西美尼也提出了类似的气体学说，但中国哲学更注重气的生生化化与万物的相互依存关系。

中医哲学继承了中国哲学的核心思想，尤其是"天人合一"的观念，认为人类与自然、社会是一个有机的整体。这一观念体现在中医的诊断和治疗中，强调整体观念与辨证论治；也体现在中医养生保健的基本理论中，强调天人相应，顺应四时变化，遵循生物节律，适应地理环境。

中医哲学还继承了中国哲学的一对重要范畴和一个重要论题——"形""神"和"形神之辨"。著名哲学家范缜在《神灭论》中把"形"譬喻为刀之刃，把"神"譬喻为刀刃之利，两者是"质"与"用"的关系，"形者神之质，神者形之用。是则形称其质，神称其用"，故"形神相即，形质神用，名殊体一"。形具神存，形毁神灭。人的生命体就是"形"与"神"的统一，两者缺一不可。《黄帝内经》的《素问·上古天真论》中，也用形神统一论来概括人的生命结构："法于阴阳，和于术数，食欲有节，起居有常，不妄作劳，故能形与神俱，而尽终其天年，度百岁乃去。"形神合一的生命观成为中医养生的基本理论之一。

此外，中医养生保健的基本理论还包括动静相宜的运动观、协调平衡的调养观以及正气为本的预防观。这些理论观念的背后，均深深浅浅地隐藏着阴阳学说与五行学说的巨大智慧，阴阳五行通过对事物的对立统一、相互制约来解释人体内部脏腑间的关系，在临床实践中成为指导中医养生的重要思想。

二、阴阳，平衡的养生之道

在哲学领域，阴阳是中国古代哲学的重要概念。阴阳学说探讨阴阳的内涵及其运动变化规律，以解释自然界事物的产生和发展。这一古老的理论不仅帮助古人理解世界，还阐释了宇宙的变化，构成了一种独特的世界观和方法论。阴阳的关系被视为万物相互依存和变化的基础，体现了对自然规律的深刻认识。通过阴阳的视角，人们能够更好地理解生命、环境和社会现象的复杂性，以及它们之间的动态联系。总的来说，阴阳学说是古代中国人探索宇宙和生命奥秘的重要思想工具。

阴阳是对自然界中相互关联事物或现象对立属性的概述。阴和阳不仅代表相对立的事物，还可以用来分析一个事物内部存在的两个对立面。这种对立关系揭示了事物之间的相互作用与平衡，帮助我们理解世界的复杂性。如一天当中的白昼与黑夜、气候的炎热与寒冷、运动状态的躁动与静止等。

气具有阴阳两面属性，阴阳反映了气本身的对立统一属性，体现了"阴阳者，一分为二"的理念。阴阳之间存在着辩证关系，既对立又统一。通常，运动、外向、上升、温热和明亮的特性被归为"阳"；而相对静止、内向、下降、寒冷和晦暗的特性则归为"阴"。在这个框架下，"阳化气"代表了物质在蒸腾和气化过程中表现出的变化状态，而"阴成形"则指物质在凝聚和成形时的静止状态。通过这种阴阳的转化，我们能够更好地理解自然界中事物的变化和相互作用。

在医学领域，阴阳的运动规律被用来解释人体的生命活动，成为指导临床实践的重要理论。这一理论帮助阐明人体的生理功能和病理变化，并为疾病的诊断和治疗提供有效指导。在中医学中，阴阳被视为自然界的基本规律，反映事物内在的本质属性和特征。它不仅表示两种对立的特定属性，还体现了两种相对的运动趋向或状态，比如明与暗、表与里、寒与热，以及动与静、上与下、内与外等。在医学应用中，阳代表那些对人体有推动、温暖和兴奋作用的物质和功能；而阴则指那些具有凝聚、滋润和抑制作用的物质和功能。通过理解阴阳的相对属性，医生可以更好地评估和调整人体的状态，以促进健康和治疗疾病。

阴阳作为一种学说，其主要内容包括阴阳的对立制约、互根互用、消长平衡和相互转化等，通过这些关系可认识和推演自然界万物的生长、发展、变化的内在机制和规律，在中医养生中得到广泛的应用。

在《黄帝内经》中，岐伯提出了中医养生方法的总原则，即"法于阴阳，和于术数"。"法于阴阳"指的是根据自然界的变化规律来调整生活方式，例如"日出而作，日落而息"，以及根据四季变化适当增减衣物。而"和于术数"则强调根据科学的养生方法进行调养，包括心理平衡、规律的生活、合理的饮食和适量的运动。这两者共同促进健康与和谐的生活。

中医认为，人体内部存在着阴阳两个对立、相互依存的力量，阴和阳相互制约、相互依存，共同维持着人体的平衡和健康。如果阴阳失去平衡，就会导致疾病的发生。

疾病的发生发展取决于邪气和正气两个方面。邪气，泛指各种致病因素。正气，泛指人体的机能活动。正气和邪气，便可用阴阳来区分。正气分阴阳，有阴精和阳气之别。邪气亦分为阴邪，如六淫中的寒邪、湿邪，以及阳邪，如风邪、火邪、暑邪。

疾病的过程是邪正斗争的过程，必然导致机体的阴阳偏盛偏衰，如阴阳偏盛、阴阳偏衰、阴阳互损、阴阳转化等，因此，保持阴阳平衡是养生保健的关键。

首先，自然界的阴阳消长，影响着人体阴阳之气的盛衰。体内阳气充足，人体才有能力抵御疾病的侵袭。所以，人体必须适应大自然的阴阳消长变化，才能维持生命活动，否则，就会引发疾病，甚至危及生命。《黄帝内经》就提出了一年四季阳气"生""长""收""藏"的养生方法，以取得人与自然的整体统一来抗御外邪的侵袭，预防疾病的发生。

其次，阴为阳之基，阳为阴之用。在正常情况下，人体的阴精与阳气处在不停地相互消长而又相互制约的状态中。阴精与阳气如果因某种原因出现一方的偏盛或偏衰，即成为病理状态。《素问·四气调神大论》中说："阴阳四时者，万物之终始也，死生之本也。逆之则灾害生，从之则苛疾不起。"因此，协调阴阳，顺应阴阳消长规律养生，是中医养生保健的基本原则。

此外，"阴平阳秘，精神乃治"。保养阳气和补益阴，是中医养生保健的另一重要原则。万物的生死，都由阳气为之主；精血津液的生成，皆由阳气为之化。"阳强则寿，阳衰则夭"，养生必须养阳。同时，养生也必须保精。因为阴精是生命的基础，精盈则气盛，气盛则神全，神全则身健。

三、五行，人体内外的互动

五行也是中国古代哲学的重要概念，源于早期的科学思想。这里的"五"指的是木、火、土、金、水五种物质，而"行"则表示它们的流动和运动，反映出事物的变化与运行。五行强调这五种物质的相互作用与动态变化，体现了自然界中各种现象的基本规律。这一理论为理解宇宙和生命提供了深刻的视角。

在中医学中，五行被视为理解世界和生命运动的基本观念和方法论。中医学将五行与阴阳结合，认为木、火、土、金、水以及自然界中的各种现象，都是阴阳矛盾运动的结果。阴阳的动态变化可以通过在天之风、热、温、燥、湿、寒六气，以及在地之木、火、土、金、水五行反映出来。这一理论帮助人们更好地理解自然与生命的相互关系。

中医学在五行配五脏的基础上，将人体的脏腑组织进行分类，采用类比的方法将其归属于五行。以五脏（肝、心、脾、肺、肾）为中心，结合六腑（实际上为五腑：胃、小肠、大肠、膀胱、胆），并与五体（筋、脉、肉、皮毛、骨）相配合，形成一个完整的脏腑系统。这一系统通过五官（目、舌、口、鼻、耳）与外部环境相互沟通，同时影响到体表组织（爪、面、唇、毛、发）的表征。五行之间的生克关系将这些脏腑组织紧密联系成一个整体，确保了人体内环境的对立统一。这种结构不仅帮助理解人体的功能，还为临床实践提供了指导，使中医学能够有效地调节和维护健康。

此外，中医学根据"天人相应"的理论，运用五行分类方法将自然界的事物和现象进行归属，并将其与人体脏腑的五行属性相联系。例如，人体的五脏、六腑、五体和五官与自然界的五方、五季和五味相对应。这种联系使得人体与自然环境形成统一的整体，反映了人体内外环境之间的相互作用与对应关系。通过这种归类，能够更全面地理解健康和疾病，强调了人与自然的和谐。例如，春应于东方，风气主令，故气候温和，阳气生发，万物滋生，人体之肝气与之相应，故肝气旺于春；心属火，苦味、红色、夏季、南方等与心相应；脾属土，甘味、黄色、长夏、中央等与脾相应；肺属金，辛味、白色、秋季、西方等与肺相应；肾属水，咸味、黑色、冬季、北方等与肾相应。

因此，为了保持身体的健康，我们可以根据五行的原理来调和阴阳，平衡五脏。具体来说，可以通过饮食、作息、运动和环境等方面来实现。

在饮食上，根据五行的属性，选择对应的食物来滋养五脏。例如，酸味入肝，适当食用酸味食物如山楂、柠檬等，可以健脾开胃，促进食欲；苦味入心，适当食用苦味食物如苦瓜、莲子等，可以清心火；甘味入脾，适当食用甘味食物，可以调和脾胃，补养气血；辛味入肺，可发散、行气、活血，适当食用生姜、葱白等辛味食物，可以刺激胃肠蠕动，增加消化液的分泌；咸味入肾，适当食用海带、紫菜等可以补肾。

在作息规律上，根据五行养生法，制定合理的作息时间。例如，春季宜夜卧早起，以养肝；夏季宜夜卧早起，午饭后可睡子午觉，一避炎热之势，二可消除疲劳；秋季宜早睡早起，使肺气得以舒展，又防收之太过；冬季不应扰动阳气，宜早睡晚起，保证充足的睡眠时间，以利于阳气潜藏、阴精积蓄。

在运动锻炼上，根据个人的体质和五行属性，选择适合的运动方式。例如，木型人适合伸展运动，如太极拳、瑜伽等；火型人适合有氧运动，如跑步、游泳等；土型人适合力量型运动，如举重、俯卧撑等；金型人适合呼吸运动，如深呼吸、慢跑等；水型人适合柔和的运动，如散步、八段锦等。

在环境调节上，根据五行的原理，通过调节生活环境来调和阴阳。例如，在居室内摆放一些绿色植物，有助于舒缓肝气；使用暖色调的灯光和装饰，有助于温暖心阳；保持居室的整洁和干燥，有助于健脾；开窗通风，保持空气流通，有助于宣肺；使用加湿器或在居室内放置水盆，有助于养肾。

第二章
体质辨识与个性化养生

　　体质是中医中描述个体健康状态和个性化养生的核心概念之一。体质是指人体生命过程中，在先天禀赋和后天获得的基础上所形成的形态结构、生理功能和心理状态方面综合的、相对稳定的固有特质，也就是人体禀受于先天，受后天影响，在其生长、发育和衰老过程中所形成的与自然、社会环境相适应的相对稳定的个性特征。它表现为结构、功能、代谢及对外界刺激的反应等方面的个体差异性，对某些病因和疾病的易感性，以及疾病发生、发展、传变、转归过程中的某种倾向性。

第一节　体质养生

通俗来说，每个人的体质与生俱来，又在成长中受环境、生活方式、情志等因素影响而逐渐形成，并在疾病的发生、发展及治疗过程中起着重要作用。体质不仅决定了人们对外界环境的适应能力，也影响着对疾病的易感性和康复的速度。因此，准确地辨识体质是进行个性化养生的基础和前提。

中医的体质理论源于对自然界与人体关系的深刻理解，认为人与自然是一个整体，"天人相应"的观念贯穿其中。体质的形成和变化与先天禀赋、后天调养密切相关。正如《黄帝内经》所言："人与天地相参，与日月相应。"这表明了人类的生理、病理现象与自然界息息相关。先天遗传因素决定了一个人基本的体质类型，而饮食、情志、生活环境等后天因素则会对体质产生深刻影响。

评价体质的方法应综合考虑身体、功能、心理等多方面，具体包括：身体发育水平，即体格、体型、营养状况和身体成分；身体功能水平，如新陈代谢和各器官系统的功能；身体素质和运动能力，包括速度、力量、耐力、灵敏性及基本活动能力；心理发育水平，如智力、情感、行为及性格特征；

适应能力，包括对环境的适应性以及对疾病的抵抗和调控能力。通过这些维度的综合评估，可以较为全面地判断一个人的体质状况。

理想体质是指在遗传基础上，经过后天调养，使身体形态、功能、心理及适应能力均达到良好状态。理想体质因个体和群体的差异而有所不同，但具备一些共同特征。其主要特点包括：身体健康、结构功能协调；发育良好、体形匀称；心血管、呼吸与运动系统功能良好；具备较强的运动和劳动能力；心理健康，情绪乐观，具有较强的抗干扰能力；对自然、社会环境和心理变化的适应性强。

中医认为，健康的体质标准是"阴平阳秘，精神乃治"，即机体内部的阴阳平衡、形神统一，具体表现为生理和心理的健康状态。生理健康包括形体壮实、眼神明亮、面色红润、呼吸顺畅、牙齿坚固、行动灵活、声音洪亮、须发润泽、听觉敏锐、脉象平和、二便调畅等。心理健康则表现为精神旺盛、情绪稳定、记忆良好。这些标志体现了中医形神合一、天人合一的健康观。总体而言，健康体质应具备形神兼备、内外协调的特性，以应对内外环境的变化，实现身体和心理的良好适应与平衡。

中医将体质大致分为平和质、气虚质、阳虚质、阴虚质、痰湿质、湿热质、血瘀质、气郁质、特禀质等九种类型。平和质的人，通常体形适中、精力充沛，较少生病，对外界环境的适应能力较强。气虚质的人易疲劳，气力不足，常见面色苍白、语音低弱，容易患感冒等。阳虚质则表现为怕冷、手脚冰凉、精神不振，常在寒冷季节发病。阴虚质则多表现为口干、舌红、心烦易怒。痰湿质常伴有体形偏胖、四肢沉重、易出汗等症状。湿热质的人则面色油腻、口苦、易生痤疮。血瘀质多见于皮肤暗沉、舌质紫暗者，气郁质的人则易紧张焦虑，情绪波动较大。特禀质主要是指对某些外界物质敏感的人群，如容易过敏者。

体质的不同决定了养生方式的差异。中医主张"因人制宜"的原则，即根据个体的体质特征制定相应的养生计划，而不是千篇一律地采用同一种方法。体质辨识的过程，就是找出每个人的体质类型，从而确定其容易患何种疾病，适合什么样的养生方式。《素问·阴阳应象大论》说："阴平阳秘，精神乃治；阴阳离决，精气乃绝。"这句经典阐述了阴阳平衡对人体健康的重要性。在体质辨识的基础上调节阴阳，可以有效促进体质的改善和疾病的预防。

例如，对于气虚体质的人，可以采用补气益气的食疗和运动方式，如多食用党参、黄芪等温和补气的中药，以及日常饮食中适量加入红枣、山药、粳米等食材。这类人不宜进行过于剧烈的运动，应以柔和的太极、八段锦等气功活动为主，帮助提升体内气血循环。阳虚体质的人则应注重温补阳气，如在冬季多食用羊肉、韭菜等温性食物，同时避免寒凉的饮品和食物。在运动选择上，这类人适合在温暖的环境中进行适度运动，避免在寒冷潮湿的环境中久留。

阴虚体质的人常见于熬夜过多、情志不畅的人群，宜滋阴润燥、清热养血。食疗方面，建议多食用梨、百合、银耳、枸杞等滋阴生津的食物。养生中应注意避免过度消耗精力，如长时间的脑力劳动和过度运动。阴虚者在日常生活中应注意情绪调节，避免长期处于焦虑紧张状态。

痰湿体质的人则应多运动，以促进体内湿气的排出，如快走、慢跑、游泳等有氧运动是良好的选择。饮食上应避免肥甘厚腻的食物，多食清淡的蔬菜、薏米、冬瓜等有利于祛湿的食材。湿热体质者需忌辛辣油腻食物，建议食用绿豆、莲子心、苦瓜等清热利湿的食品，并多饮水，以助于排除体内积热。

血瘀体质的人养生重点在于活血化瘀，如多食用黑木耳、山楂、红花等具有活血作用的食物，并可进行适度的按摩和推拿，以促进局部血液循环。对于气郁体质者，情绪管理尤为重要，日常生活中应多加放松，适度参加社交活动，避免长期的精神压力。特禀体质的人则应注意环境变化，避免接触过敏原，并适当增强体质，如在季节变化前适当进补。

正确认识自己的体质不仅可以帮助个体了解自己的身体状态，还可以为养生保健提供指导依据。通过了解自己的体质特点，有针对性地进行调养，可以达到事半功倍的效果。在《黄帝内经》中曾提到："正气存内，邪不可干。"体质的强弱与人体的正气息息相关，养生调理的核心在于根据自身特点补足正气，改善体质，从而达到预防疾病、延年益寿的效果。无论是通过饮食、运动还是情志调理，都应以平衡体内阴阳为基本原则，根据体质特点进行合理的养生计划，才能真正做到"治未病"，在日常生活中保持身心的和谐与健康。

第二节　体质辨识

　　体质辨识是中医养生中的重要环节，只有认识自己的体质，通过分析个体在形态、性格、情绪、体能等方面的差异，才能帮助了解自身的身体特质。每个人的体质不同，比如有的偏寒，有的偏热，还有的易疲劳或易上火。体质的不同，意味着在生活中对饮食、运动、作息等养生方式的需求也会有所不同。只有准确了解自己的体质，才能选择适合自身的饮食调理、运动方式和生活习惯，避免盲目跟风或不适当的养生方法。通过这种个性化的调整，才能更好地平衡体内的阴阳、气血，从而提升身体的抵抗力，预防疾病，最大化地发挥养生的效果，达到健康长寿的目标。

一、九种体质类分明

　　中医主要是根据阴阳五行、脏腑、精气血津液等基本理论来确定人群中不同个体的体质差异性，早在《黄帝内经》中就记载了体质的分类方法。《黄帝内经》对体质的分类是建立在对人体的形态结构、生理功能、心理特性等方面的差异性反复观察的基础上，以阴阳五行理论为指导，将"形神合一""天人合一"思想贯穿其中，具体有阴阳五分法、五行分类法，等等。

但目前广泛认可并使用的体质分类方法实际上是在古代分类方法的基础上，结合临床试验经验，总结归纳得来的。常见的中医体质类型主要分为平和质、气虚质、阳虚质、阴虚质、痰湿质、湿热质、血瘀质、气郁质和特禀质九种。

平和质

平和质的总体特征是阴阳气血调和，体态适中，精力充沛。形体匀称、健康、强壮。常表现为面色、肤色润泽，头发浓密有光泽，目光有神，鼻色鲜润，嗅觉灵敏，唇色红润。平和质者不易疲劳，精力充沛，耐受寒热，睡眠质量良好，胃纳佳，二便正常，舌色淡红，苔薄白，脉和缓有力。性格随和开朗，心理素质好，适应环境变化能力较强，平时较少生病。

气虚质

气虚质的总体特征是元气不足，以疲乏、气短、自汗等气虚表现为主要特征。肌肉松软不实。常见表现为平时说话声音较低，气短话少，容易疲劳，精神不振，易出汗，舌淡红，舌边有齿痕，脉弱。气虚质者性格偏内向，不喜欢冒险。

容易罹患感冒、内脏下垂等疾病，病后康复缓慢。对风、寒、暑、湿的抵抗力较弱，适应外界环境能力较差。

阳虚质

阳虚质的总体特征为阳气不足，以畏寒怕冷、手足不温等虚寒表现为主要特征。肌肉松软不实。常见表现为平时相对较为怕冷，手脚冰凉，喜欢吃热食、喝热饮，精神不振，舌淡胖嫩，脉沉迟。阳虚质者性格多沉静、内向。容易罹患痰饮、肿胀、泄泻等病，感邪易从寒化。对寒冷的适应能力较差，耐夏不耐冬，易感风、寒、湿邪。

阴虚质

阴虚质的总体特征为阴液亏少，以口燥咽干、手足心热等虚热表现为主要特征。体形相对偏瘦。常见表现为手足心热，咽干口燥，鼻微干，喜欢喝冷饮，大便干燥，舌红少津，脉细数。阴虚质者性情急躁，外向好动，活泼。容易罹患虚劳、失精、不寐等病，感邪易从热化。对夏季的适应能力较差，耐冬不耐夏，不耐受暑、热、燥邪。

痰湿质

痰湿质的总体特征为痰湿凝聚，以形体肥胖、腹部肥满、口黏苔腻等痰湿表现为主要特征。体形相对较为肥胖，腹部肥满松软。常见表现为面部皮肤油脂较多，易出汗且汗液黏腻，胸闷，痰多，口黏腻或甜，喜欢吃肥甘甜黏的食物，苔腻，脉滑。痰湿质者性格偏温和、稳重，多善于忍耐。容易罹患消渴、中风、胸痹等病。对梅雨季节及湿重环境适应能力差。

湿热质

湿热质的总体特征为湿热内蕴，以面垢油光、口苦、苔黄腻等湿热表现为主要特征。形体中等或偏瘦。常见表现为油光满面，容易长痤疮，口苦、口干，身重困倦，大便黏滞不畅或燥结，小便短黄，舌质偏红，苔黄腻，脉滑数。湿热质者容易心烦急躁。容易罹患疮疖、黄疸、热淋等病，且男性易阴囊潮湿，女性易带下增多。对夏末秋初湿热气候，湿重或气温偏高环境较难适应。

血瘀质

血瘀质的总体特征为血行不畅，以肤色晦暗、舌质紫黯等血瘀表现为主要特征。形体无固定特征，胖的瘦的都有。常见表现为肤色黯淡，色素沉着，容易出现瘀斑，口唇黯淡，舌黯或有瘀点，舌下络脉紫黯或增粗，脉涩。血瘀质者易烦躁健忘，情绪易波动。容易罹患癥瘕及痛证、血证等。对寒冷环境的适应能力较差。

气郁质

气郁质的总体特征为气机郁滞，以神情抑郁、忧虑脆弱等气郁表现为主要特征。气郁质者瘦子比较多。常见表现为神情抑郁，情感脆弱，闷闷不乐，舌淡红，苔薄白，脉弦。气郁质者性格内向、情绪不稳定、敏感多虑。容易罹患脏躁、梅核气、百合病及郁证等。对精神刺激适应能力较差，不适应阴雨天气。

特禀质

特禀质的总体特征为先天失常，以生理缺陷、过敏反应等为主要特征。过敏体质者一般没有特殊的征象；先天禀赋异常者有的存在畸形，有的存在生理缺陷。过敏体质者常见哮喘、咽痒、鼻塞、打喷嚏等症状；罹患遗传性疾病者有先天性、家族性等特征。禀质情况不同，其心理特征也不同。此外，过敏体质者容易罹患哮喘、荨麻疹、花粉症等疾病；而遗传性疾病则有血友病、唐氏综合征等。特禀质者对外界环境适应能力差，如过敏体质者对易致过敏季节适应能力差，易引发宿疾。

二、自辨体质有妙招

体质辨识自有一套简单的方法，比如平和质被视为正常的体质；气虚质的人肌肉松软，声音低沉，容易出汗、感到疲劳，且常常感冒；阳虚质的人肌肉不健壮，手脚常感到寒凉，通常比别人穿得多，夏天不喜欢开空调，性格偏向沉静和内向；阴虚质的人体形多瘦，耐热能力差，常感眼睛干涩、口干咽燥，总想喝水，皮肤干燥，便秘，容易失眠；痰湿质的人则体形较为肥胖，腹部松软，易出汗且汗液黏腻，常感觉脸上有一层油；湿热质的人面部和鼻尖油光发亮，容易长粉刺，皮肤常常瘙痒，并感到口苦和口臭，脾气较为急躁；血瘀质的人皮肤较粗糙，眼睛有明显的红丝，牙龈易出血；气郁质的人体形偏瘦，常感到抑郁和情绪低落，时常有胸闷，容易无缘无故叹气并失眠；特禀质则指特殊体质的人群，其中过敏体质的人对药物、食物、气味、花粉和季节变化容易过敏。

然而，这种辨识方法较为简要，具有高度概括性，不利于人们精准辨识自己的体质类型。想更准确地了解自己的体质类型，还可以借助"中医体质分类与判定表"进行详细判断。这一判定表通过更加系统和全面的指标，如常见表现、心理状态和发病倾向等，对体质进行更细致的分类和评估。人们通过回答具体的问题和观察自身表现，可以得出更贴近个人真实情况的体质类型判定结果。这种方法可以帮助人们更加深入地认识自身的体质特点，从而制定更加精确的个性化养生方案，使养生调理更具针对性和效果。

判定方法： 回答"中医体质分类与判定表"中的全部问题，每个问题下设 5 级答案，按照由无到有的倾向性给出 1 ~ 5 分的分值（其中标有 * 号的条目为逆向计分项目），以单选方式选择，计算原始分值及转化分值，依标准判定体质类型。

原始分值 = 各个条目分值的累加值

转化分值 = [（原始分值—条目数）/（条目数 ×4）] × 100

判定标准： 平和质为正常体质，其他八种体质为偏颇体质。

第三节　不同体质的养生方案

　　体质的差异源于先天禀赋的不同，并在后天的生活中表现出各自的特性。因此，在进行养生保健时，必须根据个体的体质类型来进行针对性的调理。每种体质都有其独特的生理和心理特征，如果养生方法与体质不符，可能会导致体内的平衡失调。只有因体质施养，选择适合自身的调理方式，从整体入手，进行综合调养，树立科学的健康理念和生活态度，建立科学的生活方式，进行有针对性的调理，才能有效避免因养生不当而引发的健康问题，维护机体阴阳平衡，促进身心健康，达到真正的身体调和、延年益寿的目的。

一、平和质的调养

　　平和体质者应遵循调养气血，协理阴阳的养生法则，随时间、空间和四时气候的变化调节生命过程的节奏，顺应自然，形神兼养，从而达到阴阳平衡、五行协调的养生目的。

　　首先，平和体质的人应注重情志调养，以保持心理和情绪的稳定。养心是养生的最高境界，通过静心养心，如读书静思、休闲保健、练习太极等方式，使情绪平和、心态宁静。静心能帮助疏通经络，促进气血调和，防止体质偏颇。此外，适当宣泄情绪也是必要的，及时释放压力和化解负面情绪，有助于维持平和体质的健康，避免情志不调导致体质失衡。针对不同年龄的平和体质者，调节情绪时应采取适当的方法，以达到最佳的心理健康状态。

其次，平和体质者应顺应自然规律，调整作息，做到起居有常，以维持体内阴阳的平衡。《素问·上古天真论》提到："起居无节，故半百而衰也。"这强调了规律作息的重要性。平和体质者应遵循四时变化，根据季节的变化调整生活习惯，制定符合自己生理特点的作息制度，并保持稳定的生活节奏。此外，合理安排学习、工作与休息，避免过度劳累，才能维持精力充沛的状态。起居不规律会损伤脏腑，导致精神疲惫、精力不足和体质失调，从而影响健康。

再次，在饮食调养上，平和体质者重在膳食平衡与食物多样化，适当调整食物种类以维持体内阴阳平衡。根据季节变化调整饮食，如春季多吃蔬菜，夏季清热解暑，秋季滋阴润燥，冬季养阴潜阳。合理搭配主副食，做到五谷、五果、五畜、五菜的合理进食，以保证营养均衡，保持体质平和。此外，饮食中五味需兼和，不宜偏嗜，避免因过度食用某种味道而导致脏腑功能失调。如过酸伤脾，过咸伤心，故而需适度摄取各类食物，以维持体内的五行平衡。此外，应养成定时定量的饮食习惯，避免暴饮暴食。

此外，平和体质者应坚持运动以保持体质健康，锻炼方式应因人而异，做到持之以恒。运动锻炼时，应选择适合自身年龄、兴趣及体质特点的活动，如男性可注重力量训练如跑步、球类运动等，女性可选择柔韧性锻炼如瑜伽、健美操等。运动要做到全面、多样，促进气血通畅和身体协调。根据四季特点选择不同的运动形式，如春季舒展身体，夏季选择较轻的运动以免过度出汗，秋冬适度保持体温。运动时要循序渐进，避免过度劳累，以达到强身健体、增强体质的效果。

最后，平和体质者在正常情况下不需过多药补，但在体质出现暂时性失衡时，可以适当使用药物调补。药补应根据四季变化、个人体质和健康状况进行，尤其在冬季，体质稍弱者可适当进补。不同年龄段的人补益方式各异，如青年人可用莲子、山药健脾补心；中年人可用当归、黄芪调养气血；老年人则适宜服用枸杞、杜仲以滋补肾精。药补时应避免过度偏颇，注重使用药食同源的食材，以减少药物的副作用，切忌长期或大量使用某一类补品，以免引起新的体质失调。总之，适度药补可在必要时支持体质调养，促进身体恢复平衡。

二、气虚质的调养

气虚体质者以益气健脾、培补元气为调养原则。因脾胃乃后天之本，故气虚体质者更应该调养好脾胃的功能，以改善气虚的体质。

气虚体质者性格多内向、情绪不稳定、胆小，因此，应注意不可过度劳神、过度紧张，不宜思虑杂多、过分悲切，可以在休闲时刻欣赏一些比较轻松、明快的音乐，以放松心情，振奋精神。

起居调养上，既要在保持室内适度通风，光照充足，也要注意夜晚关闭门窗，避免风邪入体，还要养成良好的作息习惯，避免过度体劳伤脾气、房劳伤肾气，同时适度锻炼，提高自身对环境的适应能力。经常按摩足三里穴位，也可健脾益气，调整气血状态。

在饮食上，则可常食有益气健脾之功的食物，如粳米、糯米、小米、黄米、大麦、山药、马铃薯、大枣、胡萝卜、香菇、豆腐、鸡肉、鹅肉、兔肉、鹌鹑、牛肉、青鱼、鲢鱼等。不宜多食生冷、苦寒、辛辣燥热类，以及滋腻难消化的食物。气虚体质者脾胃功能较弱，胡乱进补可能导致"虚不受补"，故应注意不能滥补、峻补。

气虚体质者的运动应以"形劳而不倦"为原则，避免强度过高的活动，以防止气的过度消耗。因为气虚者体能较低，过于剧烈的运动会耗损元气，因此不宜选择负荷量大、长时间的运动，也应避免猛力动作和长时间憋气。适合的运动方式包括低强度、多次数的锻炼，如太极拳、太极剑、保健功等，这些运动能温和地促进气血流通，提升体力。

气虚体质者在药饵保健中应以健脾益气为主，以增强免疫力和抗病能力。常用的补气中药包括人参、黄芪、党参、西洋参、太子参、白术、茯苓、大枣等，适合气短乏力、面色苍白、脾虚泄泻者。食材如山药、莲子、龙眼肉、大枣等，可用于药膳调理，帮助益精养血、健脾益胃，从而增强体质。中成药则可选择四君子丸、六君子丸、参苓白术丸、归脾丸等进行调补。应注意避免使用辛香耗气之品，以免对气虚体质产生不良影响。合理的药膳能够改善气虚症状，增强身体的基本素质，如人参莲肉汤（药方：人参15g，莲子15粒，冰糖50g；做法：将上述材料一并置于碗内，隔水加热蒸1小时，温服），既有益气养心安神的作用，还可以改善气虚体质伴随的心慌、失眠。

三、阳虚质的调养

明代医家、养生家张介宾说："天之大宝，只此一丸红日；人之大宝，只此一息真阳。"阳虚体质者的调养原则是扶阳固本，防寒保暖，温补脾肾，化湿通阳。重点温运脾、肾、心的阳气。

情绪的调节对阳虚体质者尤为重要。阳虚体质者要善于疏导情感，保持情绪的平稳，避免长期的焦虑、抑郁等不良情绪，以减少对体内阳气的损耗。通过冥想、深呼吸、读书或听音乐等方式，可以有效舒缓压力、稳定情绪，从而达到安神定志、调和气血的效果，帮助体内阳气的恢复和平衡。

阳虚体质者容易感到寒冷，适应季节变化的能力较差。冬季应特别注意保暖，避免暴露于寒冷环境中，可通过穿戴保暖衣物和居室保温来减少寒气侵袭；夏季则要"养阳防寒"，避免过度贪凉，尽量减少空调使用，保持室内外温差适中。阳虚者在夏季也可以适度进行日光浴，每次 15 ～ 20 分钟，每季进行 20 ～ 30 次，以此助阳，但要避免在夏天睡于露天环境、让风直吹，以防受寒，预防面瘫、风湿等"风痹"病症的发生。

在饮食上应注重温补阳气，多食用具有补阳作用的食物，如羊肉、鹿肉、鸡肉等温性食品，能够帮助提升体内阳气。在冬季可食用姜、肉桂等辛温之品，以温中驱寒；而在夏季则遵循"春夏养阳"原则，每伏天可适当进食附子粥或羊肉附子汤，以配合自然界阳气旺盛之时助阳。饮食应保持温热，避免寒凉生冷的食物，以防损伤脾阳，进一步加重阳虚症状。同时，注意食物的多样性和均衡性，以保持营养的全面和体质的平衡。

另外，阳虚体质者应适度增加体育锻炼，因为"动则生阳"，运动有助于激发体内阳气。运动项目应根据体力强弱进行选择，宜轻松缓和，循序渐进，避免剧烈运动。适合的运动包括散步、慢跑、太极拳、五禽戏、八段锦等传统养生功法，也可进行保健操和气功，如强壮功、站桩功等，以增强卫阳。运动时应注意保暖，避免大汗淋漓，春夏秋冬均需坚持锻炼，持之以恒。通过适度运动，可以促进血液循环，增强身体对寒冷的抵抗能力。

药物调理对阳虚体质者也有重要的补益作用，建议选择温阳补肾、祛寒助阳的中药，如鹿茸、蛤蚧、冬虫夏草、巴戟天、淫羊藿、仙茅、肉苁蓉、补骨脂、胡桃、杜仲、续断、菟丝子等，也可选择成方药，如金匮肾气丸、右归丸、全鹿丸。心阳虚者可常服桂枝甘草汤加肉桂，若症状较重则加入人参；脾阳虚者可选理中丸或附子理中丸；脾肾两虚者可用济生肾气丸进行调理。药物的选择应当结合个体症状，做到辨证施治，并遵循适时适量原则，避免长期大剂量服用，以免导致阴阳失衡。

四、阴虚质的调养

《素问·调经论》记载："阴虚生内热。"阴虚体质之人常出现肝肾阴不足，肝肾同源，阴虚体质者应重点调养肝、肾、心、肺，遵循滋阴潜阳的原则，养阴降火，镇静安神。

阴虚体质者常性情急躁、易心烦易怒，这是由于阴虚火旺影响心神所致。调养应遵循中医"恬澹虚无，精神内守"的原则，通过自我涵养来平复情绪。日常可多读一些有助于修身养性的书籍，培养冷静沉着的心态，在生活和工作中，对非原则性问题尽量少与人争论，以避免情绪波动。减少参与竞争性强的娱乐活动，避免激发内在的急躁情绪。此外，节制性生活也很重要，以免耗散阴精，加重阴虚症状。

阴虚体质者常手足心热、口咽干燥，喜欢凉爽环境而畏热难耐，尤其在炎热的夏季更易感到不适。因此，夏季应注重避暑，选择在有条件的情况下到海边、高山等凉爽的地方度假，有助于减少炎热对身体的影响。秋冬季节则是"养阴"的最佳时机，特别是在秋季气候干燥时，更要注意保持体内的阴液充足。居室环境宜安静舒适，最好选择朝向较好的房间，居住在温暖但不干燥的环境中，以利于阴气的保存和积聚。

饮食调养的原则是保阴潜阳，选用清淡滋养的食物。适宜多食芝麻、糯米、蜂蜜、乳品、甘蔗、蔬菜、水果、豆腐、鱼类等滋阴食品，以及沙参粥、百合粥、枸杞粥、桑葚粥、山药粥等。对于条件较好的人群，可以进食燕窝、银耳、海参、淡菜、龟肉、蟹肉、冬虫夏草、老公鸭等名贵食材，以滋养体内阴液。忌食辛辣燥烈的食物，如葱、姜、蒜、韭菜、花椒等，以防耗散阴液，加重体内的阴虚症状。饮食以温润为主，避免过于寒凉或刺激性食物。

阴虚体质者宜进行温和、舒缓的运动，不适合高强度的活动，以免损伤体内阴液。建议选择太极拳、八段锦、内养操等锻炼方式，这类运动动作柔和，能够有效调理肝肾功能。气功方面可练习固精功、保健功、长寿功等，着重于咽津功法，有助于促进体内津液的生成与保持，逐步改善阴虚体质。锻炼要注意适度，不可过度出汗，以免导致体液流失，加重阴虚症状。在运动中保持节奏平稳，循序渐进，长期坚持，有助于增强体质和耐力。

药物调理主要选择滋阴清热、养肝肾的中药。常用的药物包括女贞子、山茱萸、五味子、旱莲草、麦门冬、天门冬、黄精、玉竹、玄参、枸杞子、桑葚等，具有滋阴养液的功效。适用于各类阴虚症状的调理。常用的中成药包括六味地黄丸、大补阴丸等。此外，阴虚体质还包括肾阴虚、肝阴虚、肺阴虚、心阴虚等不同类型，药物选择应因人而异，如肺阴虚宜服百合固金汤，心阴虚宜服天王补心丸，脾阴虚宜服慎柔养真汤，肾阴虚宜服六味地黄丸，肝阴虚则适合一贯煎。

五、痰湿质的调养

中医认为"肥人多湿""胖人多痰"，痰湿体质者大多体形肥胖，与中年之后肾气渐衰、脾肾阳虚、脾虚湿滞、水湿化痰密切相关。其调养原则为健脾补气，祛湿化痰，畅达气血，重点调养好肺、脾、肾三脏的生理功能。

痰湿体质者性格温和，但容易忍耐情绪，长期积压可能导致气滞郁结，加重痰湿。调养时应注重情志的舒畅，避免过度压抑情感。多培养兴趣爱好，积极参与一些能带来愉悦感的活动，如听轻快的音乐、旅行、爬山、跳舞等，有助于调畅气机，减轻心理压力，从而避免因情绪问题加重体内痰湿的积聚。

痰湿体质者易受寒湿影响，居住环境宜干燥，避免潮湿。选择阳光充足、通风良好的房间居住，有助于化解湿气。日常应多进行户外活动，如散步、慢跑、日光浴、空气浴等，借助自然界的力量来帮助体内阳气升发，促进体内湿气的排出。在长夏时节，湿度较高，应注意防湿避凉，避免长时间待在湿气重的环境中。夏季切勿贪凉，防止内热积聚而难以发散。

痰湿体质者饮食调养的关键在于健脾祛湿。宜多食用健脾化湿的食材，如薏米、红小豆、山药、冬瓜、苦瓜、芹菜等，有助于清理体内多余的湿气。避免高油脂、高糖分及肥腻厚味的食物，如油炸食品、奶油、甜食等，这些食物容易加重体内痰湿。饮食应定时定量，避免暴饮暴食和过多饮酒，以免加重脾胃负担。可适量食用清淡易消化的食物，以维持脾胃的健康状态。

痰湿体质者多形体肥胖，运动有助于促进新陈代谢，消耗体内多余脂肪和湿气。锻炼应因人而异，循序渐进，适当选择中等强度的有氧运动，如慢跑、游泳、散步、健身操等，时间宜控制在 30 分钟到 1 小时。太极拳、八段锦等传统养生运动也适合，能帮助调理脾胃和体内气机。建议在下午 2 点到 4 点进行锻炼，此时阳气充足，运动效果更佳。对于体重超重者，游泳是较好的选择，可在减轻身体负担的同时增强体能。

药物调理主要以健脾利湿、化痰降浊为原则。常用药物有茯苓、薏苡仁、苍术、黄芪、半夏、枳壳等，有助于促进水湿的代谢和排出，减轻体内痰湿积聚。中成药如二陈汤、六君子汤等，可以根据症状选用，以健脾化湿。需要注意的是，痰湿体质者不宜使用过多滋补性药物或食材，以免引起湿浊积滞，反而加重体内的痰湿。如果出现腹胀、食欲不振等不适症状，可以配合使用一些健脾化湿的药物，以缓解不适。药物调养需在专业医生指导下进行，避免自行用药。

六、湿热质的调养

湿热体质以湿热内蕴为主要特征，体内湿热氤氲，排泄不畅，内外环境都显得不洁净，其调养原则是清肝健脾，化湿清热，分消走泄。

湿热体质者性情急躁、外向活泼，容易因情绪波动而加重体内湿热，因此需注重心性修养。日常生活中，可以通过阅读道家、儒家经典等方式培养冷静、内敛的性格，调养情志。应避免因小事生气，多参加舒缓心情的活动，如听和缓的音乐、读书、下棋等，以保持情绪的平和。尤其在炎热季节，湿热体质者容易烦躁，更要注意自我情绪的调节，避免因情绪波动而助长体内湿热。

生活环境需注重清爽、通风，居室应保持干燥，避免潮湿环境，宜选择朝阳的房间居住。应规律作息，避免熬夜和过度劳累，以维持体内湿热的平衡。戒烟限酒，避免烟酒助长湿热。保持良好的卫生习惯，注意皮肤的清洁，以防湿热引发的皮肤问题。夏季时应避免长时间待在湿热环境中，外出时应选择清凉舒适的地点，避免因过度贪凉导致湿热不易发散。

饮食调理上，宜多食清热利湿的食材，如薏苡仁、绿豆、冬瓜、苦瓜、莲子等，有助于清热解暑、化湿利水。避免摄入辛辣燥热、油腻厚味的食物，如肥肉、奶油、辛辣调味品等，以免加重湿热内蕴。减少高糖分和冰冷食物的摄入，避免因生冷食物影响脾胃运化。饮食宜清淡适量，三餐定时，避免暴饮暴食，以保持脾胃健康和体内湿热平衡。

湿热体质者适合进行大强度、大运动量的锻炼，以帮助排除体内多余的湿热，促进气血循环。适合的运动包括中长跑、游泳、登山、球类运动等，通过运动加速体内代谢，促进湿气的排出。春季适合户外活动，如踏青、放风筝，调节气机，帮助体内水湿的运化；秋季则适合登高远眺，帮助清热化湿。运动过程中需避免在高温环境下进行，以免加重体内热气。

湿热体质的药物调理应以清热化湿为主，选用清热祛湿的中药，如薏苡仁、茅根、金银花、蒲公英等，可以调理体内湿热。同时，根据湿热的程度不同，可以有针对性地使用药物，如热重时以清热为主，可选择黄芩、黄连、山栀等药材；湿重时则以祛湿为主，可用白蔻仁、藿香等。常备中成药如六一散、藿香正气水等，尤其在长夏季节湿热较重时，更要注意及时调理。药物使用应遵循医师指导，避免自我诊治，以确保调养的安全和有效性。

七、血瘀质的调养

因为气滞和血瘀常常互为因果，气行则血行，气滞则血凝，血瘀及气郁状态常常同时出现。故血瘀体质者的调养原则是行气活血化瘀，血气贵在流通，气血通畅，五脏六腑调和，可以促进体质改善。

血瘀体质者的情志调节尤为重要，应保持心态平和，避免情绪长期压抑导致气血运行不畅。日常生活中，积极参与集体活动，培养广泛的兴趣爱好，如音乐、绘画、散步等，有助于缓解情绪紧张。面对生活中的困难，要保持豁达心态，不与他人斤斤计较，积极调整自我情绪，避免因负面情绪导致气血淤积。

血瘀体质者应注意生活环境的温暖舒适，避免寒冷刺激，尤其是冬季和早春季节要注意防寒保暖。夏季不宜过度贪凉，避免长期吹冷气和食用冰冷食物，以免加重体内血瘀状况。

日常生活中，养成良好的作息习惯，保持规律的睡眠，并适当午睡，以助气血运行。室内宜保持通风干燥，避免潮湿环境导致寒湿凝滞。

在饮食上应选择具有活血化瘀、行气散结作用的食物，适量食用黑豆、黄豆、韭菜、黑木耳、山楂、柑橘、红糖、葡萄酒等，有助于促进血液循环。平时多搭配一些行气的食材，如生姜、大蒜、茴香等，有助于化解气滞。避免食用肥甘厚味及高脂肪食物，如肥肉、奶油、甜食等，以免加重血瘀。忌食寒凉、温燥及涩血之物，如柿子、苦瓜、栗子等，以防血行不畅。

适当的运动锻炼能有效促进气血流通，改善血瘀体质者的身体状况。应根据自身年龄和体质，选择适合的运动项目，遵循循序渐进、持之以恒的原则。年轻人可选择跑步、打球、登山等运动，增强体质。中老年人则宜选择强度适中的运动，如太极拳、五禽戏、保健功、步行等。锻炼时要注意身体反应，如出现胸闷、头晕、乏力等不适，需立即停止并就医检查。

血瘀体质者宜选用行气活血、化瘀通络的中药进行调理。常用的中药有当归、川芎、红花、三七、丹参、桃仁等，这些药物有助于改善气滞血瘀的状况。若伴有情绪抑郁，可配合疏肝解郁的药物，如柴胡、香附、郁金等，以调和气血。常用的中成药包括血府逐瘀汤、柴胡疏肝散、逍遥丸等，可根据体质和症状选择适当药物调理，但应在医师指导下使用，以确保安全有效。

八、气郁质的调养

养生从"心"开始，气郁体质以疏肝理气，调畅气机为调养原则，通过调整和改善内外环境，使畅达情志，气血调顺、情志畅达，逐步改善气郁体质。

气郁体质者性格内向，常感到压抑和忧虑，因此需要重视精神调养。保持乐观豁达的心态，培养开朗、宽容的性格，有助于缓解内心压力。广泛参加社交活动，充实日常生活内容，避免独处，从而摆脱孤独感和负面情绪。可以通过听轻松愉悦的音乐、观看喜剧或励志电影、读书写作等方式调节心情。与他人多交流互动，有助于打开封闭的内心，逐步培养积极开朗的性格。

气郁体质者应注意调节起居环境，保持居室温暖、湿度适宜，确保空气流通。起居作息需规律，避免熬夜，保持良好的睡眠习惯。春季宜外出踏青，融入自然，秋季适宜登高放松心情，以防止情绪低落。尽量避免长时间独处，多与家人朋友相聚，交流心情。平时多进行户外活动，享受阳光和新鲜空气，有助于疏通气机，缓解郁结状态。

饮食调养方面，气郁体质者应选择理气解郁、调理脾胃的食物。可多食用如大麦、荞麦、黄花菜、萝卜、橙子、山楂、佛手等行气解郁的食材。避免过多摄入酸涩收敛之品，如乌梅、石榴、柠檬等，以防气机郁滞。少吃高脂肪、高热量的食物，如肥肉、奶油、油炸食品等，以防碍气滞血。宜温性饮食，避免过多食用冰冷、刺激性食物，尤其是睡前不宜喝浓茶、咖啡等刺激性饮品。

通过运动锻炼，可调理气机，舒畅情志。建议多参加户外运动和集体活动，如跑步、游泳、打球等，以促进气血流通，增强体质。大强度、大负荷的运动能起到发泄作用，有助于疏解压抑情绪。对于偏爱安静的个体，太极拳、五禽戏、气功等调息养神的活动也适合，有助于稳定情绪，舒畅肝气。选择适合自己的运动项目，持之以恒，能够达到良好的调养效果。

气郁体质者药物养生的重点在于疏肝解郁、调理气机。可选用具有理气解郁功效的中药，如柴胡、香附、橘皮、厚朴、木香、郁金等，帮助改善气郁状态。如因气郁而导致血瘀症状，可适当配伍活血化瘀药物，如当归、川芎、桃仁、红花等。常用的中成药包括越鞠保和丸、木香顺气丸等，能够调理气滞、舒缓情志。但使用药物时应在医师指导下进行，以确保安全和疗效。

九、特禀质的调养

特禀质包括遗传性疾病，以及因遗传、环境、食物、药物等因素引起的过敏状态。过敏体质者免疫反应灵敏，会将对人体无害的某些外来物质当作入侵者来抵御，进而伤害机体的某些正常功能。从而引发局部甚至全身性过敏反应。对于过敏体质者，中医的调养原则为益气固表、活血祛瘀、凉血解毒。

过敏体质者的心理特征有所差异，常因对外界环境适应能力较差，表现出不同程度的敏感、多疑、焦虑和抑郁等，因此，其情志调养也要"因人制宜"，避免情绪过激，要采取有针对性的方法进行调养，促使心态平和，情绪稳定，经脉畅通，气血调畅，以提高其对环境的适应能力。

过敏体质者容易出现水土不服，在新的环境中要格外注意日常生活保健。既要保证室内空气清新，避免尘螨等过敏物质，过敏高发季适当关闭门窗，也要保证一定光照时间，避免装修污染等。要做好日常预防，如对花粉、柳絮、枯草等过敏者，在春秋季节要加强自我保护措施如戴口罩、戴面罩等，或短期内减少户外活动，适当服用预防性药物。在季节更替之时，也要及时增减衣服，增强机体对环境的适应能力。

过敏体质者要清淡饮食，审因施膳，根据个体的实际情况制定不同的保健食谱。膳食结构要合理，多食用高营养、低热量，以及具有益气、活血、祛风功效的食物，如蜂蜜、大枣、胡萝卜、金针菇、洋葱、西红柿、猕猴桃、木瓜等；避免食用易引起过敏的食物如荞麦、蚕豆、白扁豆、茄子、韭菜、大蒜、羊肉、牛肉、蛋清、鹅肉、虾、蟹等。

可根据体质状态选择有针对性的运动锻炼项目，如慢跑、游泳、球类运动及健美操等，多做增强内力的传统体育锻炼，如太极拳、"六字诀"、五禽戏等，以增强体质。

过敏体质者要在辨证施治的基础上调养脾、肺、肾的功能，调理改善体质，逐步调整过敏状态。但对环境因素过敏者，尤其要注意在春秋季节避免长时间野外锻炼，防止引发过敏；对冷空气过敏者，不宜在寒冷的环境中锻炼。

第三章
四时养生法

　　四时养生法就是按照时令节气的阴阳变化规律，运用相应的养生手段来达到健康与长寿的一种养生方法。四季的更替直接影响着人体的内外平衡，中医认为，人体与自然界密切相关，四季气候的变化对身体健康有着深远影响。春生、夏长、秋收、冬藏，是自然界的规律，也是中医所强调的养生原则。人体的生理活动应与自然节律相协调，四季养生的核心在于"顺应天时"，即根据春、夏、秋、冬不同季节的气候特点，对饮食、作息、运动等方面进行适当调整，以达到阴阳平衡、气血调和的状态，从而增强体质，预防疾病。

第一节 四时养生的原则

　　四时的变化直接影响人体的阴阳变化和生理状态，因此，根据季节的变化调整身体的四时养生法，可以达到预防疾病、增强体质的目的。四时养生具有三个重要原则：春夏养阳，秋冬养阴；春捂秋冻；慎避虚邪。

一、春夏养阳，秋冬养阴

　　《易·系辞》有云："变通莫大乎四时。"这句话指出了四时变化对万物生长的重要性。中医认为，人体必须顺应四时阴阳变化，才能保持"生气"，达到长寿和健康的目的。《素问·四气调神大论》强调："夫四时阴阳者，万物之根本也。所以圣人春夏养阳，秋冬养阴，以从其根，故与万物沉浮于生长之门。逆其根，则伐其本，坏其真矣。故阴阳四时者，万物之终始也，死生之本也，逆之则灾害生，从之则苛疾不起，是谓得道。"这句话的意思是，四时阴阳的变化，是万物生命的根本。因此，圣人在春天、夏天保养阳气，在秋天、冬天保养阴气，顺应生命发展的根本规律，所以能与万物一样，在生、长、收、藏的生命过程中运动发展。如果违逆了这个规律，就会影响生命力，破坏真元之气。因此，顺应阴阳四时的变化规律是万物的终结，是盛衰存亡的根本，违逆就会发生灾害，顺从则就不会罹患重病，这可谓掌握了养生之道。

所谓养生之道，重在春夏养阳，秋冬养阴。而所谓春夏养阳，即养生养长；秋冬养阴，即养收养藏。春季和夏季，是万物复苏、阳气生发的时节，此时人体阳气也随之生长，养生的重点在于调养阳气，使其旺盛，以帮助身体适应气候变化。秋季和冬季则是阳气逐渐收敛、阴气逐渐滋长的时节，养生重在保养阴精，让阴气更好地潜藏于内，为冬季的"闭藏"做好准备。春夏养阳是为秋冬积蓄能量，秋冬养阴则为来年的春生做准备。可见，春夏养阳，秋冬养阴，建立在阴阳互根的规律基础之上，是四时养生法中保养生命、预防疾病的一项积极主动的养生原则。

二、春捂秋冻

春捂秋冻的核心在于调整人体对温度变化的适应能力。在春季，阳气初生但尚未强盛，人体对寒冷的抵抗能力较弱，因此在气温回暖初期，人体仍需适当保暖、御寒，避免春寒侵袭，不至于使阳气受到伤害，同时还能使其逐渐得以强盛。这就是"春捂"的道理，类似于保护初生的幼芽，使阳气不至于受到外界寒冷的伤害，逐渐增强体质。与此相对，秋季天气由热转凉，人体的阳气开始收敛，阴气逐步滋长，此时不宜迅速增添衣物，适度接受冷空气的刺激，有助于增强肌表的致密性和阳气的内敛，增强人体的应激能力，提升人体对寒冷的耐受能力，即所谓的"秋冻"。这是因为适当的冷刺激有助于提升体温调节功能和抗寒能力，从而为冬季的严寒做好准备。因此，"春捂秋冻"与"春夏养阳，秋冬养阴"一脉相承，都是建立在阴阳互根互用的基础之上。春捂秋冻既是在顺应四时变化，也能帮助人体逐步适应气温变化，从而减少外感疾病的发生。

三、慎避虚邪

慎避虚邪是四时养生中重要的防病措施之一。虚邪是指气候变化中出现的异常气候或外邪，如寒、湿、风、热等，容易在季节交替时侵袭人体。由于人体对气候变化的适应能力有限，尤其在天气剧变或节气转换期间，体质虚弱的人更容易受到外邪侵袭，从而引发疾病。古人强调在四季变化时应谨慎应对外界气候的变化。《素问·八正神明论》指出："四时者，所以分春秋冬夏之气所在，以时调之也，八正之虚邪，而避之勿犯也。以身之虚，而逢天之虚，两虚相感，其气至骨，入则伤五藏，工候救之，弗能伤也，故曰天忌不可不知也。"这句话的意思是，通过观察四时变化，可以分辨何为春、夏、秋、冬四个季节的正常气候，这有利于跟随时令的变化来调养身体，避免八正之虚邪入侵机体。假如体质虚弱，再加上遭受自然界虚邪贼风的侵袭，两虚相感，邪气就会侵犯筋骨，若邪气继续深入机体内部，则会伤害五脏。懂得利用气候变化来行医治病的医生，能及时挽救病人，使其身体不至于遭受严重的伤害。所以说，天时的宜忌，不可以不了解。所谓"八正"，是指二十四节气中的八个关键节气，即立春、立夏、立秋、立冬、春分、秋分、夏至、冬至等。它们是季节转折点，气候变化显著，对人体的影响也很大。在节气交接时期，体弱多病的人常常感到身体不适，或者罹患疾病，甚至死亡。因此，人们应特别注意避免暴露在极端气候下，及时增减衣物，调节作息，以减轻气候突变对人体的冲击。中医认为，"天有八纪，地有五里"，代表着天地间万物生长的根本条件之一，可见节气对人体的影响深远。因此，慎避虚邪，重视节气交替之时的保养和对虚邪的防范，可以有效减少因气候变化而导致的疾病风险，是四时养生不可或缺的一部分。

总而言之，四时养生的理念以"天人合一"为指导，基于阴阳互根互用的原则，遵循四季的变化规律，在不同季节采取不同的养生手段，关注不同的养生重点，如春季养肝、夏季养心、秋季养肺、冬季养肾等，通过与自然节律的同步调整，实现身心的全面调和，帮助人们在四季的变迁中保持健康、平和的状态。这种因时而异的调养方式，正是中医养生智慧的体现，也为现代人提供了适应气候变化、科学保健的有效途径。

第二节　春季养生

　　春季从立春到立夏，包括立春、雨水、惊蛰、春分、清明、谷雨六个节气，是四季之首，也是万象更新的开始。在这一时期，阳气初生并逐渐旺盛，自然界呈现出春归大地、冰雪消融、蛰虫苏醒、生机勃发的景象。正如《素问·四气调神大论》所言："春三月，此谓发陈。天地俱生，万物以荣。"

　　因此，春季养生应顺应阳气升发、万物始生的特性，在精神、饮食、起居方面着重保护阳气，注重"生"的理念。通过与春天的自然变化相呼应，促进身体的适应能力，使自身与外界环境协调统一，达到健康养生的目的。

一、性情调养

　　春季属木，与肝相应，肝主疏泄，喜调达而恶抑郁，因此，春季养生尤为重视调理情志。要避免暴怒和忧郁，保持心胸开阔、乐观向上的心态，以恬静愉悦的情绪迎接明媚的春光。《黄帝内经》指出，养生强调"生而勿杀，予而勿夺，赏而勿罚"，这不仅指对自然的保护，也是对自我情感的调节，以使人身心和谐，顺应春季的生机勃发。

在春季，人体生物钟的变化会影响情绪和精神状态，因此，人们特别是有精神病史者，需避免刺激，防止病情加重。春季养性可以通过培养高雅的兴趣爱好、郊游踏青、赏花嬉戏、下棋聊天等活动，舒畅心情，使情志与自然相协调。如果情绪出现波动，还可以通过静思冥想或适度宣泄来恢复心理平衡，从而助益肝气的疏泄，使春季的阳气顺畅生发。

二、饮食起居

春季在吃食上要注意省酸增甘、微温助阳、清淡饮食，同时也要多吃蔬菜。

春季是阳气初生的时节，饮食应顺应自然界阳气升发的特点，以辛甘发散之品为宜，而避免过多酸味食物。《素问·藏气法时论》提到："肝主春……肝苦急，急食甘以缓之……肝欲散，急食辛以散之。"酸味入肝，具有收敛之性，不利于阳气的生长和肝气的疏泄，还可能影响脾胃的运化功能。因此，春季饮食应适当减少酸味，多选择甘味食品，以促进脾气的生长。同时，由于春季肝气旺盛，《金匮要略》也提到"春不食肝"，以防肝气过盛而损伤脾胃，影响消化功能。饮食调养应因人而异，结合个人体质虚实，灵活调整，避免一味地追求固定的饮食方式。

为了更好地适应春季阳气升发的特点，建议多食用辛温升散的食材，如麦、枣、葱、香菜等，这些食物有助于扶助体内阳气，促进肝气的流通。俗语更有云："韭菜春食则香，夏食则臭。"这是因为韭菜性温，在春季食用，最有助于人体养阳。而生冷、黏腻的食物则应尽量减少，以免影响脾胃的消化功能，进而阻碍阳气的生发。也不宜多食大辛大热之品，如人参、鹿茸等，以免助热生火。通过合理的饮食选择，不仅能保护肝脏功能，还能为春季养生打下良好的基础。

春季，阳气开始在体内逐渐升发，皮肤腠理变得松弛，血液流向肌表，容易感到四肢困倦、昏昏欲睡。这种季节变化也使人们更容易出现"春眠不觉晓"的状态，但长期赖床不利于体内阳气的生长。因此，在春季的起居调理中，建议夜间适度晚睡，但清晨要尽早起床，同时穿宽松衣物、松散头发，让身体保持舒展状态，适当地在庭院中信步慢行，来缓解懒散的情绪，帮助阳气顺利生发。此外，由于春季气温变化无常，人体抵御寒邪的能力减弱，衣物的更替需格外谨慎，不可过早减衣，尤其是年老体弱者，更需注意避免下体受寒。正如《千金要方》所说，春季穿着应"下厚上薄"，既保护阳气生发，又不阻碍阴气的平衡。《老老恒言》也提出："春冻未泮，下体宁过于暖，上体无妨略减。"这些古人智慧的经验，适用于春季的养生调理。

三、运动锻炼

春季是人体由冬季的藏精状态向阳气升发转变的时期，此时新陈代谢加快，各脏腑器官的阳气逐渐恢复，因此需要加强运动锻炼。选择空气清新的地点，如公园、广场、河边、树林等地，进行伸展懒腰、踏青散步、放飞纸鸢、做操等各种活动，都有助于阳气的生发。锻炼方式不拘一格，可以根据个人喜好选择，但要保持适度的活动量，以符合"春夏养阳"的养生原则。对于年长者或行动不便的人，可以在天气晴好的日子里，选择风和日丽的园林或敞开的亭阁，适当活动身体，远眺景色，以促进身体的生机流动，避免长时间静坐，以防因气机郁滞而影响健康。

四、疾病预防

初春时节，气温由寒转暖，致病微生物如细菌和病毒开始活跃，易引发风湿、春温、温毒、瘟疫等传染病，如流感、肺炎、麻疹和猩红热等。预防这些疾病的关键在于：首先，要保持良好的卫生习惯，消灭害虫，杜绝传染源；其次，应多开窗通风，保持室内空气流通；再者，通过适当的锻炼来增强身体的抵抗力。

另外，可在饮用水中浸泡贯众，即取未经加工的贯众约500g，洗净，放置于水缸或水桶之中，每周更换一次药材；或在室内放置薄荷油自然挥发，以净化空气。取 $5mL/m^2$ 食醋，加 1 倍水，加热熏蒸室内空气，每周进行两次，也能有效预防流感。板蓝根 15g、贯众 12g、甘草 9g，煎服 1 周，也有助于防范外感热病。同时，每天对足三里、风池、迎香等穴位进行按摩两次，可以进一步增强身体的免疫功能。

第三节　夏季养生

　　夏季从立夏到立秋前，包括立夏、小满、芒种、夏至、小暑、大暑六个节气，是四时交替周期中的第二阶段。夏季阳气旺盛，烈日炎炎，雨水充沛，万物竞相生长，日新月异，呈现出"阳极阴生，万物成实"的景象。此时，天气下降，地气上升，天地之气相交，万物繁茂生长。

　　夏季养生应着重顺应阳气外盛的特点，注意保护和养护体内的阳气。夏季气候特点以"长"字为主，意味着万物生长繁茂，因此，人的养生也应与之相协调。尤其在这期间，应注重调整作息和饮食，避免因高温和湿气对身体的伤害，保持心情平和，防止情绪急躁，以应对自然界的变化，维持身心的平衡和健康。

一、性情调养

　　夏季属火，与心相应，因此，夏季养生需特别重视心神的调养。古籍《素问·四气调神大论》提到："使志无怒，使华英成秀，使气得泄，若所爱在外，此夏气之应，养长之道也。"即在夏季要保持心情愉快，心神清和，对外界事物保持浓厚兴趣，培养乐观开朗的性格，以助于身体气机的顺畅运行。与此相反，倘若懈怠厌倦、恼怒忧郁，则易造成气机阻滞，影响健康。嵇康《养生论》有云，夏季"更宜调息静心，常如冰雪在心，炎热亦于吾心少减，不可以热为热，更生热矣"，与常言"心静自然凉"不谋而合，主张在炎热中保持内心的平静，就像冰雪般清凉，这对于夏季的心神调养很有启发。

盛夏高温易使人烦躁不安、情绪不稳，因此需要特别注意情绪的调节。过度急躁发怒会扰动心神，导致心火内生，加剧体内的燥热。因此，夏季应保持心态平和，做到"静养勿躁"，避免因情绪波动而引发身体不适。古人也提倡在夏季多从事安静怡情的活动，如绘画、书法、听音乐、种花等，以平和心境，养护心神。同时，虽然心在志为喜，但也需有度，避免过度兴奋而耗损心气，这样才能在夏日的炎热中保持身心健康，顺应自然变化，达到"养长之道"的养生效果。

二、饮食起居

夏季饮食要注意少苦多辛、清淡饮食，可食清热解暑之品，忌食生冷，同时也要补充营养。

夏季天气炎热，人体阳气外泄，消化功能有所减弱，饮食应注重清淡、适量。避免食用辛辣、油腻及煎炸食品，减少脾胃负担，防止食欲不振和消化不良。清热解暑的食物，如绿豆、冬瓜、西瓜、黄瓜等，有助于降温解渴。绿豆汤是夏季常见的解暑饮品，可长期食用以清热祛暑。少吃温热性食物，如羊肉和狗肉，以免加重体内燥热。夏季还应注意"少苦多辛"的原则，避免过多食用苦味食物，以免损伤阳气，但适量食用苦瓜等能清热生津的食材则有助于调理体内热气。同时，辛味食品如香菜、薄荷等，能帮助开胃增进食欲，利于消化吸收。

此外，夏季人体代谢加快，蛋白质及水分流失较多，需多食用富含蛋白质的食物，如鸡肉、鱼肉、豆制品等，以及补充新鲜蔬果，帮助补充水分与维生素。出汗较多时，应注意少量多次饮水，及时补充流失的水分和盐分，以避免脱水及血液浓缩。尽量避免过多饮用冷饮和食用冰冻食品，这类食物虽然能短暂降温，但容易损伤脾胃阳气，引发消化不良、腹泻等症状，尤其对脾胃虚寒者更为不利。

夏季作息应顺应自然界阳气旺盛的特点，提倡晚睡早起，以适应昼长夜短的季节变化。《素问·四气调神大论》提到："夏三月……夜卧早起，无厌于日。"即指夏季适当晚睡早起，以顺应阳气的充盈状态。午间适当休息，尤其是老年人，由于睡眠质量下降，可通过午休补充睡眠，保持精力充沛。午休时间不宜过长，一般以30分钟至1小时为宜，以免影响夜间睡眠。午休时要避免在通风处睡觉，以免风邪入侵引发头痛、腰痛等不适。

夏季气温高，防暑降温尤为重要。居室应保持通风，避免长时间在密闭、闷热的环境中活动，以防中暑。在使用空调时，要注意室内外温差不宜过大，建议保持在 5℃以内，并定时通风，预防"空调病"的发生。老年人及心血管疾病患者更要特别注意，不宜长期处于低温环境中。夏季着装要以薄棉衣为主，棉布、丝绸等透气性好的面料是理想选择，有助于排汗散热。此外，虽然天气炎热，也应避免在露天或通风处长时间露宿，以防受风寒侵袭，导致头痛或关节不适。注意适度使用防暑降温药物，如清凉油、风油精等，以便在高温下快速缓解不适。

三、运动锻炼

夏季运动宜选择在清晨或傍晚较为凉爽的时段，在公园、湖边或空气清新的庭院等场地，适合进行散步、慢跑、太极拳、气功和广播操等活动。如果条件允许，到高山森林或海滨地区进行疗养更为理想。夏天不适宜进行过于剧烈的运动，因为剧烈运动会导致大量出汗，过度排汗不仅损伤体内阴液，还会耗损阳气。出汗较多时，可以适量饮用盐水或绿豆盐汤补充水分和电解质，但应避免大量饮用凉开水。同时，不要在运动后立即用冷水冲洗头部或进行冷浴，以免引起寒湿侵袭，导致关节疼痛、寒湿痹证或"黄汗"等健康问题。

四、疾病预防

夏季天气炎热多雨,暑湿之气容易侵入人体,导致疰夏、中暑等疾病。疰夏常表现为胸闷、食欲不振、四肢乏力、精神萎靡、大便稀薄、轻微发热、嗜睡、多汗、体重减轻等症状。为预防疰夏,在夏季来临之前,可适量服用补肺、健脾、益气的药物,并减少油腻厚重食物的摄入,以减轻脾胃负担。进入夏季后,可选用芳香化湿、清热解暑的药方,例如,鲜藿香叶、佩兰叶各10g,配以飞滑石、炒麦芽各30g和甘草3g,煎煮后代茶饮用,有助于防止暑湿之气的侵袭。

当出现全身乏力、头昏、胸闷、心悸、注意力不集中、大量出汗、四肢麻木、口渴、恶心等症状时,可能是中暑的前兆。此时应迅速将患者转移至通风处休息,并提供淡盐水或绿豆汤补充水分,也可以使用西瓜汁、芦根水、酸梅汤等解暑。预防中暑需合理安排工作,注意劳逸结合,避免在烈日下长时间暴晒,并采取措施降低室内温度。充足的睡眠和饮食卫生同样重要。常备防暑饮品和药物,如绿豆汤、酸梅汁、十滴水、清凉油等,也有助于预防中暑。

从小暑至立秋的"三伏天",是全年阳气最旺盛的阶段。此时对于冬季易发的慢性病,如慢性支气管炎、肺气肿、支气管哮喘、腹泻、痹证等阳虚疾病,进行调理和治疗效果最佳,此即"冬病夏治"。其中,老年性慢性支气管炎的疗效最为显著。治疗方法包括内服和外敷两种。内服药物以温肾壮阳为主,如金匮肾气丸、右归丸等,每天两次,每次一丸,连续服用 1 个月。外敷则选用白芥子、延胡索、细辛、甘遂等药材研成细末，加鲜姜汁调和后，敷于肺俞、心俞、膈俞等穴位，每伏敷贴一次，每年 3 次，连续 3 年。此法有助于增强身体免疫力，改善过敏体质，有些患者症状得到缓解，甚至根治。

对于没有明显脾肾阳虚症状但体质虚弱的人，在夏季可以选用苁蓉丸、八味丸、参芪精、固本丸等补益药物，也能起到良好的保健效果。

这种因时调理的方法能够在炎炎夏日里帮助人体更好地适应环境变化，维持健康平衡。

第四节　秋季养生

秋季从立秋到立冬前，包括立秋、处暑、白露、秋分、寒露、霜降六个节气。此时气候由热转凉，阳气逐渐收敛，阴气逐渐增长，是阳盛向阴盛转变的关键阶段，也是自然界万物成熟和收获的季节。根据五行学说，秋季属金，气候和人体的代谢都开始从阳消转向阴长，进入调养收敛的阶段。

因此，秋季养生要顺应自然变化，在精神情志、饮食起居、运动锻炼等方面，以养"收"为基本原则。在秋季调养中，要注重内心的平和与收敛，避免情绪波动，同时调整饮食和起居作息，以适应秋季的干燥气候，养护肺部健康，保持身体的平衡与稳定。

一、性情调养

秋季与肺相应，而肺在情志上对应忧伤。若肺气虚弱，机体对外界刺激的耐受力下降，容易产生悲忧情绪。秋季气候宜人，但渐转干燥，日照减少，气温下降，自然界草木凋零，这种变化常引发人们心中的凄凉感和忧郁情绪。因此，《素问·四气调神大论》强调："使志安宁，以缓秋刑，收敛神气，使秋气平；无外其志，使肺气清，此秋气之应，养收之道也。"这提示秋季养生要注重保持乐观、宁静的心态，避免情绪波动。安定神志，适应秋季的收敛之气，才能顺应季节变化。古人重阳节登高赏景，正是通过远眺放松心情，以达到疏散忧虑、调解情志的养生目的，是秋季调养心情的好方法。

二、饮食起居

秋季饮食要注意增酸少辛，宜食润肺生津之品，还十分适合进补，但要注意以平补为宜。

《素问·脏气法时论》提到："肺欲收，急食酸以收之，用酸补之，辛泻之。"这意味着酸味有助于收敛肺气，而辛味则有发散作用，因此，秋季应减少辛辣食物的摄入，如辣椒、生姜、葱、蒜等，多吃酸味食物，如柚子、柠檬、山楂、猕猴桃等，以帮助肺气收敛。此外，秋季燥气当令，易耗伤人体肺津，应多食滋润生津的食物，如芝麻、蜂蜜、糯米、乳制品等，同时搭配鸡、鸭、鱼、百合、银耳、山药等食材，能有效润肺生津，缓解秋燥症状。

秋季易犯咳嗽，梨、苹果、白果、橄榄、萝卜等清热化痰的食材有助于减少肺燥咳嗽，也可以服用具有生津作用的中药，如莲子、银耳、沙参、西洋参等。常用的滋润食疗有莲子银耳雪梨汤，即取莲子 20g，银耳 10g，雪梨 1 个，冰糖适量，将莲子、银耳洗净，雪梨去皮、去核后切片，三者一同放入锅中，加清水适量，煮至莲子熟透、汤汁浓稠时服食，能缓解燥热咳嗽。百合粥则有润肺止咳、清心安神的功效，适合日常防秋燥，做法也很简单，取鲜百合、粳米同煮，加白糖适量即可。太子参百合汤（太子参 25g，百合 15g，罗汉果 1/4 个，猪瘦肉 250g）也是调养佳品，有益气生津、润肺止咳的功效。

此外，由于"秋季进补，冬令打虎"的传统，立秋后很多人会开始进补，但在中医理论中，进补应以体质和症状为依据，且进补前最好先调理脾胃，因为在炎热的夏季频饮冷饮、食用冰品，易导致脾胃功能减弱。可先食用一些清热除湿的食物，如绿豆、薏米、荷叶等，帮助排除体内残留的湿热之气，并逐步恢复脾胃功能。

秋季进补，应注重"平补"，不可无病滥补，宜选用"平补"食材，以达到滋补而不燥腻的效果，如桂圆、莲子、黑芝麻、核桃、红枣等温和的食物。而脾胃虚弱、消化不良者，可食用莲子、山药、扁豆等健脾食品。

秋季，自然界的阳气由疏泄趋向收敛，起居作息也要相应调整。《素问·四气调神大论》说："秋三月，早卧早起，与鸡俱兴。"也就是说，秋季要早睡早起，其中，早睡是顺应阳气之收，早起则使肺气得以舒展，且防收之太过。初秋，暑热未尽，凉风时至，天气比较多变，应多备几件秋装，做到酌情增减，但不宜一下子着衣太多，秋季提倡"秋冻"。一可以避免因穿太多衣服而出汗后汗液蒸发导致的阴津损耗、阴气外泄，顺应秋天阴精内蓄、阴气内守的养生规律；二来，微冻刺激可提高大脑兴奋性，增加皮肤血流量，使皮肤代谢加快，增强机体耐寒能力，减少伤风感冒。但深秋时节，风大转凉，体弱的老人和儿童尤应注意保暖。

三、运动锻炼

秋高气爽，是开展各种运动锻炼的好时机。此时，因人体的生理活动随自然环境的变化处于"收"的阶段，阴精阳气都处在收敛内养的状态，故运动锻炼也要注意避免做运动量太大的项目，以防汗液流失，阴气伤耗，尤其是老年人、小儿和体质虚弱者，可适当进行登山、打太极、平地倒走等运动。对于一些体质较强的人群，还可以适当进行冷水浴，用冷水刺激皮肤，使大脑调动全身各系统，加强人体对寒冷的适应能力和对疾病的抵抗力。

四、疾病预防

"秋燥"伤人，容易耗人津液，常见口干、唇干、鼻干、咽干、舌上少津、大便干结、皮肤干，甚至皲裂。适当服用宣肺化痰、滋阴益气的中药，如人参、沙参、西洋参、百合、杏仁、川贝等，对缓解秋燥多有良效。

此外，秋季是肠炎、痢疾、疟疾等病的多发季节，要消灭蚊蝇，搞好环境卫生，注意饮食卫生，不喝生水，不吃腐败变质和被污染的食物。此外，板蓝根、马齿苋等煎剂，对肠炎、痢疾也可起到一定的防治作用。

第五节 冬季养生

冬季从立冬至立春前，包括立冬、小雪、大雪、冬至、小寒、大寒六个节气，以五行论属水，是自然界万物闭藏的季节。冬季天寒地冻，阳气潜藏，阴气达到极盛，草木枯萎，蛰虫藏匿，天地万物仿佛进入冬眠状态，积蓄能量，以待来春生机勃发。这一时节与人体相应的特征是"闭藏""生寒""应肾"，人体的代谢活动放缓，阳气内敛。

因此，冬季的养生之道应以"藏"为核心。此时要顺应自然规律，通过减少对阳气的消耗，维持内在的温暖与稳定，避免寒气侵袭，以养精蓄锐，为春季的生发做好准备。冬季的保养侧重于内敛、护阳气，注重温暖保养，不宜过度活动。

一、性情调养

《素问·四气调神大论》中提到："冬三月……使志若伏若匿，若有私意，若已有得。"这意味着冬季应遵循"精神内守"

的原则，保持内心的安静与稳定。情志养生要求安神定志、清心寡欲，让身体与外界环境保持协调与平衡，以便养精蓄锐，为来春的阳气生发做准备。在日常生活中，做到心境淡泊、情绪稳定，避免急躁和过度兴奋，保持身心的舒畅愉悦，才能更好地适应冬季闭藏的特性。

精神养生的核心是控制情志活动，保持内心的宁静，就像对待他人隐私一样秘而不宣，也如获得珍贵事物般心满意足。这样的状态有助于防止阳气的外泄，保护体内潜藏的阳气，维持机体的能量储备。过度的情绪波动，无论是兴奋还是忧虑，都容易扰动阳气，导致其耗散，不利于身体健康。因此，在冬季保持精神安宁，是顺应天时、调养身体的重要方法，有助于减少疾病的发生，促进来年健康生长。

二、饮食起居

冬季饮食要做到减咸增苦，食用可培补肾阳之品，宜吃萝卜，此外，冬季还是四季中进补的最好时节。

冬季的饮食调养需顺应季节特性，以保护阳气、养精蓄锐为主。首先，应减少盐分摄入，避免食用过咸食品，以免加重肾水之力，影响心阳；其次，可适量增加苦味食品如香椿头、慈姑等，以补益心气，达到阴阳平衡。《摄生消息论》强调："冬月肾水味咸，恐水克火，心受病尔，故宜养心。"这一原则指出，冬季宜减咸增苦，避免肾水过旺，影响心阳的正常运作。

冬季的膳食需以温和滋补为主，避免食用辛燥大热的食物，以免破坏人体的阴阳平衡。《寿亲养老新书》也提醒："冬月阳气在内，虚阳上攻，若食炙煿燥热之物，故多有壅噎、痰嗽、眼目之疾。"此时适合选用平补温和的食物，如温性肉类、根茎蔬菜，搭配滋润的汤品，调和身心。此外，冬季是适合食用萝卜的时节，因其富含多种微量元素和膳食纤维，有助于提升免疫力、促进消化、调节气机。民间有"冬吃萝卜夏吃姜"的说法，强调了萝卜在冬季的养生作用。

冬令进补是冬季养生的重点，因为冬季人体新陈代谢减缓，进补效果尤佳。进补以滋阴潜阳、补充高热量食物为主，有助于保持体内的能量储备。进补的方法包括食补和药补。食补方面，建议多吃富含脂肪、蛋白质的食物，如肉类、蛋类、鱼类、豆制品等，同时补充矿物质和维生素 B_2、维生素 C，有助于增强御寒能力、改善干燥的皮肤症状。怕冷的人可多吃连根带皮的蔬菜，以增加矿物质摄入，促进体内的温暖感。

药补则应根据个人体质和病症选用补益药物。补气药如人参、党参、黄芪，养血药如当归、熟地黄，补阴药如麦冬、玉竹，补阳药如鹿茸、补骨脂等，皆需辨证施用。此外，膏方进补也是冬季常见的方法之一，需根据体质配制个性化方剂，一人一方，以达到最佳效果。

在进补时，还需注意脾胃的调理。脾胃为后天之本，其功能正常与否直接影响进补效果。对于脾胃虚弱、消化不良者，建议先调理脾胃再进行进补。偏气虚者，可选用黄芪炖鸡、山药猪手汤等益气健脾的食物；血虚者则可用桂圆红枣羹、当归猪蹄汤养血补虚；阴虚者适合冰糖燕窝羹、百合银耳羹滋阴养肺；阳虚者则宜选用虫草炖鸡、鹿茸酒等温肾助阳之品。通过针对性进补，能更有效地增强体质，适应冬季的寒冷环境。

三、运动锻炼

"冬天动一动，少闹一场病；冬天懒一懒，多喝药一碗"，强调了冬季适当锻炼对于健康的重要性。尽管冬季寒冷，依然需要保持适度的运动，这有助于增强身体的抗病能力。然而，锻炼时应避免在大风、大寒、大雪和雾霾天气进行，以免对健康不利。

冬季清晨容易发生逆温现象。由于冷高压影响，地表温度较低，而高空温度较高，大气对流停止，这会导致污染物难以扩散，使得早晨的户外空气质量较差，能见度降低。此时在室外锻炼反而可能吸入更多污染物，不如选择在室内进行适度运动更为安全和健康。因此，冬季锻炼应根据天气情况灵活调整，以确保在增强体质的同时不受不良环境因素影响。

四、疾病预防

冬季是麻疹、白喉、流感和腮腺炎等疾病的高发时期，除了日常的精神调养、合理饮食和适度锻炼外，还可以通过中药进行预防。例如，大青叶和板蓝根对流感、麻疹、腮腺炎有较好的预防效果；黄芩可以帮助预防猩红热；兰花草和鱼腥草适合预防百日咳；生牛膝则有助于预防白喉。这些中药方法简便有效，可以根据个人情况进行选择。

同时，冬季寒冷，易诱发慢性疾病，如支气管哮喘、慢性支气管炎等呼吸系统疾病，以及心肌梗死、脑血管病和痹证等多在寒冷天气加重或复发。因此，防寒保暖、保护阳气显得尤为重要。注意对面部和四肢的防护，避免长时间暴露在寒冷环境中，以防止冻伤及相关健康问题的发生。

第四章
饮食养生法

　　饮食养生法，就是指依据中医理论调整饮食结构，注意饮食宜忌，合理地摄取食物，以保持身体健康、延年益寿的一种养生方法。中医认为，食物不仅是生命活动的基本保障，也是调理身体的重要工具。古人早在实践中就意识到饮食与健康的密切关系，并积累了丰富的养生经验。《汉书》有"民以食为天"的记载，说明了饮食在生活中的重要性。通过合理摄取营养，不仅可以补充精气，增强免疫力，还能调整脏腑功能，达到阴阳平衡的状态。饮食养生作为中医养生的重要组成部分，其目的是在日常生活中，通过合理的饮食调理，提高身体的自我修复能力。

第一节　饮食养生的意义

　　饮食对人体健康具有重要的滋养作用，合理的饮食安排是维持身体健康的基础。通过确保机体获得充足的营养，能够促进气血的生成，增强五脏六腑的功能，使得新陈代谢更为活跃，生命力充沛，提升对自然环境变化的适应能力，从而增强抵抗外界病邪的能力。

　　饮食还能帮助调节人体的阴阳平衡。《素问·阴阳应象大论》指出："形不足者，温之以气；精不足者，补之以味。"这表明，根据不同食物的气味特性以及人体阴阳的盛衰情况，可以通过合适的饮食调理来滋补精气或调养体形，从而在补充营养的同时，维持或恢复身体的阴阳平衡。这样不仅能够促进健康，还能有效预防疾病。例如，食用动物肝脏有助于滋养肝脏，且能预防夜盲症；海带含有丰富的碘和维生素，有助于预防甲状腺肿；而水果和新鲜蔬菜则不仅能补充各种营养，还能预防坏血病。

　　一些食物也具有独特的防病作用，能够针对特定的健康问题进行预防。例如，大蒜可用于预防外感和腹泻；绿豆汤能够帮助预防中暑；葱白则是传统的防感冒食材。通过这些日常饮食的调整和搭配，不仅可以改善身体健康状态，还能有效降低患病的风险。因此，合理的饮食管理不仅是维持健康的重要措施，也是预防各种疾病的重要手段。

在饮食调养中，食物的选择和搭配需要考虑人体的具体状况和季节变化。正如《素问·至真要大论》所说，五味的不同对应不同脏腑的调理作用。酸味入肝，苦味入心，甘味入脾，辛味入肺，咸味入肾。中医提倡根据体质的不同，合理调配食物，以达到调理和滋补的效果。食物不仅有营养成分，还包含中医所强调的"气"和"味"，其对人体的作用不仅限于补充营养，还表现在其对人体脏腑、经络、部位的选择性上，即通常所说的"归经"问题，如茶入肝经，梨入肺经，粳米入脾、胃经，黑豆入肾经等，有针对性地选择适宜的饮食，对人的营养作用更为明显。

饮食调养的意义不仅在于强身防病，还在于延缓衰老。通过科学合理的饮食，补充所需的营养物质，可以使气血充盈，五脏功能旺盛，从而提高对外界环境的适应能力，增强身体的抵抗力。中医强调"精、气、神"的协调，认为饮食调理能补充先天不足，保持后天精气的充盈，是预防衰老的重要方式。老年人尤其需要通过饮食补充精气，《养老奉亲书》提到，老年人"全仰饮食以资气血"，即通过合理饮食调养五脏，以保持身体的健康状态。饮食中的抗衰老食材，如芝麻、枸杞、蜂蜜等，具有滋补肝肾、增强体力的作用，经常食用能够延缓衰老进程。

此外，药膳养生保健也是中医饮食调养的重要部分。根据食物的药性，制成适合不同体质和症状的食疗方，是中医调理身体的一种有效手段。常见的药膳如百合粥、银耳汤、红枣枸杞茶等，不仅能补充日常营养，还能在一定程度上缓解不适。食疗的优势在于其温和持久，可以长期使用，适应范围广，是现代人追求健康生活的理想选择。

总之，饮食养生强调的是一种顺应自然、调和脏腑、补充精气的理念。通过合理的饮食搭配和科学的进补方法，不仅可以改善身体的健康状态，还能在日常生活中预防疾病的发生。只要遵循正确的饮食调理原则，就能实现强身健体、延年益寿的目标，使人在日常生活中感受到健康带来的益处。

第二节　中医饮食调理的基础

　　中医饮食养生讲究食物的"性味归经"，即每种食物具有独特的"性"（寒、热、温、凉、平）和"味"（酸、苦、甘、辛、咸），并作用于不同的脏腑、经络，从而对身体产生特定的调节效果。

　　中医的饮食养生理论强调"辨证施食"，即根据个人的体质特点、所处季节的变化和当前的健康状态，来选择适合的食物。只有做到因时、因地、因人制宜，才能使饮食真正起到调节身体、预防疾病的作用。通过合理选择食物，注意寒热温凉的搭配，可以更好地调节身体的内外平衡，保持健康状态。因此，了解并应用中医食养理论，有利于掌控自身的健康状况，科学地进行饮食调理。

一、食物的性能

　　前人在漫长的生活实践中对药物、食物的作用和功能加以总结，并逐渐形成一套独特的养生保健体系。在"药食同源""药食同用"理念的指导下，食物可视为中药组成的一部分，其性能与药物的性能一致，包括四气、五味、归经、升降浮沉。

四气

四气亦称四性，即寒、热、温、凉四种性质，反映了食物对人体阴阳盛衰、寒热变化方面的影响。

四气可分为两大类，寒凉属阴，凉次于寒；温热属阳，温次于热。寒热在程度上还有大热、微温、大寒、微寒之分。此外，介于寒凉和温热之间者，对机体寒热变化无明显影响，称为平性。也就是说，食物可分为寒凉性、平性、温热性三大类。

根据食物的"性"，中医强调"寒者热之，热者寒之"，通过食物的寒热调和来平衡人体的阴阳。寒凉性食物具有滋阴、清热、泻火、凉血、解毒等功效，如西瓜、苦瓜、萝卜、绿豆、鸭肉等，适用于热证，适合阳热亢盛、肝火偏旺者食之。温热性食物具有温经、散寒、助阳、活血、通络等功效，如姜、葱、蒜、辣椒、羊肉等，适用于寒证，是虚寒体质者饮食保健的首选。平性食物具有平补气血、健脾和胃等功效，寒证、热证均适用，也适合脾胃虚弱者食用。

此外，食物的烹调方式可改变其性能，炸、煎、炒类食物偏向温热性，而蒸、煮、烫类食物偏平性，生食则偏寒凉性。

五味

食物的五味除了酸、苦、甘、辛、咸五种，还有淡味和涩味，由于淡为甘之余味，涩为酸之变味，且为使五味以合五行配属，故仍称五味。在性能理论中，辛、甘、淡属阳，酸、苦、咸、涩属阴。

对于五脏来说，五味发挥着重要的滋养和协调作用，五味化生精血才能形成人的有机整体。五脏与五味之间存在特定的关系，即心喜苦、肺喜辛、肝喜酸、脾喜甘、肾喜咸。了解这一关系对于正确进行饮食调养非常重要。

五味也会影响阴阳的变化，气属阳，味属阴；味重者为阴中之阴，味轻者为阴中之阳。从五味的转化来看，辛和甘有发散作用，属阳；酸、苦和咸有涌泄作用，属阴；淡味则有渗利作用，属阳。《素问·生气通天论》指出："谨和五味，骨正筋柔，气血流畅，腠理密布，骨气精纯，顺应自然，长寿有命。"这表明五味对人体的生理功能有着深远的影响。

而不同味的食物，功能各有所异。《素问·藏气法时论》记载："辛散、酸收、甘缓、苦坚、咸软。"辛，能散、能行，即辛味食物具有发汗解表、行气活血、化湿开胃等作用，如葱、生姜、胡椒等；酸，能收、能涩，即酸味食物具有收敛、固涩、生津等作用，如梅子、酸枣等；甘，能补、能和、能缓，即甘味食物具有滋养、补脾、缓急、润燥等作用，如蜂蜜、山药等；苦，能泄、能燥、能坚，即苦味食物具有清热、泻火、燥湿、解毒等作用，如苦瓜、苦菜等；咸，能下、能软，即咸味食物具有软坚、散结、补肾、养血等作用，如海带、紫菜等。

每种食物可以只有一种味道，也可以兼有多种，如萝卜、芹菜既是甘味食物又是辛味食物，柚子、杨梅既是甘味食物又是酸味食物。

归经

食物的归经是指食物对人体某些脏腑及经络具有明显的选择性作用，而对其他经络或脏腑作用较小甚至没有作用。每种食物有其特定的"归经"，即它们在进入体内后，容易影响或调理的脏腑和经络。这些特性帮助人们在选择食物时，更精准地调节身体不同部位的健康状态。比如，虽然梨、香蕉、桑葚、猕猴桃都具有清热、生津的作用，但梨擅于解肺热，香蕉擅于清大肠之热，桑葚擅于清肝之虚热，猕猴桃则侧重清膀胱之热。

此外，食物的归经与五味息息相关。五味入五脏，即酸味入肝经，苦味入心经，甘味入脾经，辛味入肺经，咸味入肾经。酸味食物如乌梅、山楂，适用于肝胆疾病的调理；苦瓜、绿茶等苦味食物，可缓解心火上炎或小肠热证；甘味食物如红枣、山药，能益脾补气，改善贫血、体虚；辛味食物如生姜、芫荽，有助于缓解肺气不畅引起的咳喘；而咸味食物如甲鱼、鸭肉，则具有滋补肾阴的作用。

根据食物的归经，前人还提出"以脏补脏"的说法，如用猪肝来补肝明目，用猪肾来补肾益精等。

升降浮沉

食物的升降浮沉是指其作用在人体内的运动趋向。升是上升，降是下降，浮是发散，沉是收敛固藏。正常情况下，人体的生理活动需要升降、浮沉的协调，才能保持健康。若升降浮沉失衡，就会引发各种病理变化。

中医认为，不同食物具有特定的升降浮沉特性，通过合理运用这些特性，可以帮助纠正人体内的失调。食物的性味性质及阴阳属性决定了其作用趋向。一般而言，性温热、味辛甘淡的食物多属阳性，常具有升浮作用，能够提升阳气、外散寒邪，例如姜、蒜、花椒等，它们适用于需要温阳散寒的情况。而性寒凉、味酸苦咸的药食则多属阴性，通常具有沉降作用，能够清热泻火、降逆止咳，如杏仁、梅子、莲子、冬瓜等，适合用于清热润燥、下行降气。

食物升降浮沉的特性在饮食调养中尤为重要，根据个人的体质和病情，选择合适的食物，有利于调节人体的功能活动，使其恢复到正常的升降平衡状态。

二、饮食养生的原则

饮食养生并非盲目地补充营养，而是必须遵循一定的原则和法度。在实际操作中，饮食调养需要遵循四大原则：谨和五味、饮食有节、注意饮食卫生、因人因时因地制宜。第一，谨和五味，即饮食调配得当，五味和谐，有助于机体消化吸收，滋养脏腑、筋骨、气血。合理搭配饮食，保证摄入多种营养，不偏食，有利于健康长寿。《素问·五常政大论》提出"谷、肉、果、菜"四者均衡搭配，是传统饮食调理的重要理念。第二，饮食有节，指食量要适中，既不能过饥，也不能过饱，以免给脾胃增加负担。进食的时间也要规律，建议按照"早饭宜好，午饭宜饱，晚饭宜少"的原则进行。这样不仅能保证营养的吸收，还有利于胃肠的消化功能。第三，注意饮食卫生，食物要新鲜清洁，避免因进食腐败食物导致疾病。第四，因时因人因地制宜，根据季节变化、个人体质、地域特性等合理调整饮食，如冬季宜多吃温热食物，而夏季则应以清热解暑为主。

谨和五味

谨和五味，即所谓的膳食平衡，一般包括两个方面：一是注重多种食物的搭配，五谷、五果、五畜搭配有当；二是调和辛、甘、酸、苦、咸五种味道。

古人有云："五谷为养，五果为助，五畜为益，五菜为充，气味合而服之，以补精益气。"食物种类繁多，所含营养成分各不相同，合理的饮食搭配是保证身体健康和长寿的基础。饮食多样化是关键，不同种类的食物提供不同的营养素，合理搭配可以满足人体生长发育和日常活动的需要。科学的饮食结构包括荤素搭配和粗细结合，这样才能全面均衡地摄入所需的营养素。

荤素搭配指在日常饮食中合理搭配肉类与蔬菜、水果等食物。肉类食物富含优质蛋白、脂肪和脂溶性维生素，有助于滋养脏腑、润泽肌肤，对青少年成长发育尤为重要。然而，中医认为，若过多食用膏粱厚味之物，即过于油腻的食物，反而会危害健康。肉类食物中的高脂肪和胆固醇，若摄入过多，会导致湿气积聚、生痰化热，增加罹患高脂血症、动脉硬化、冠心病等疾病的风险。《黄帝内经》中指出，过量食用甘美肥腻之物，会导致脾胃失调，引发糖尿病等慢性病。因此，历代养生家提倡多食谷物、豆类、蔬菜和水果，这些食物有助于补阴、开胃消食、促进肠道蠕动。虽然素食有清肠、抗癌、助消化等多重益处，但单纯素食难以提供人体所需的全部营养，因此，肉类和蔬菜应合理搭配，以素为主，荤素搭配，达到营养平衡。据研究，百岁老人多有以蔬菜为主、荤素搭配的饮食习惯，蔬菜摄入量往往是肉类的两倍，这种饮食模式有助于延年益寿。

粗细结合则强调主食多样化，以不同种类的谷物为基础。传统的五谷，包括稻、麦、黍、稷、菽，是人体热量的主要来源。现代饮食中，粳米、面粉是常见的细粮，而高粱、玉米、燕麦、荞麦等则属于粗粮。虽然精细加工的米面口感好，但从营养角度来看，粗粮富含膳食纤维、维生素和矿物质，有利于促进肠道健康，帮助控制血糖和胆固醇水平。此外，粗粮中还含有一些特殊成分，对预防慢性疾病有积极作用。例如，燕麦可以降低血脂，荞麦有助于调节血糖。因此，在日常饮食中，应将粗细粮结合食用，避免单一食物长期占据主食地位。这样不仅能满足人体对不同营养的需求，还能预防因营养摄入不均衡而引起的健康问题，如脚气病等。

总之，合理搭配荤素和粗细粮食，既能满足身体对营养的多样化需求，又能避免因饮食不当带来的健康问题。这种科学的饮食方式在中医养生和现代营养学中都得到了广泛认可，对于保持身体健康、提高生活质量具有重要意义。通过平衡膳食、适度摄取，能帮助人体保持各脏腑功能的正常运转，从而达到预防疾病、延年益寿的目的。

另一方面，五味入五脏，酸、苦、甘、辛、咸这五味与人体五脏功能有着密切联系，分别对应肝、心、脾、肺、肾的生理功能。适当搭配五味，不仅能滋养五脏，还能强健体质。正如《素问·生气通天论》所言："谨和五味，骨正筋柔，气血以流。"这意味着，只有五味调和，人体才能保持健康状态。但若五味偏嗜，则可能导致五脏功能失调，影响健康。

五味调和，对身体各有益处，但如果五味偏嗜太过，则可能带来负面影响。酸味食物能健脾开胃，增进食欲，但若食用过多，则可能导致胃酸分泌过多，影响消化，对脾胃功能不佳的人尤其不利。苦味有清热解毒、泻火的作用，但食用过多可能引发胃痛、腹泻等不适。甘味食物具有补养气血、调理脾胃的效果，可以缓解身体的疲劳与疼痛，但若过量食用甜腻之品，会导致体内湿气堆积，生痰壅滞，还可能诱发糖尿病。辛味食物能够发散风寒、活血行气，帮助提升新陈代谢，刺激食欲，但过度摄入则易刺激胃黏膜，不适合溃疡、便秘等患者食用。咸味食品则有软坚润下的作用，可以调节体液平衡，在身体失水时适当补充淡盐水，有助于恢复体内微量元素。但摄入过多盐分则可能导致水肿、高血压等健康问题，建议成人每天摄盐量不超过 5g。

饮食做到五味平衡，不偏不倚，不仅有利于食物中营养的全面吸收，更能维持五脏的正常功能。合理调配五味，可以有效地防病强身，而五味失衡则易引发健康隐患。因此，无论是为了日常养生还是预防疾病，都应谨慎对待饮食中的五味平衡，遵循中医饮食的智慧。

饮食有节

饮食有节，即要求饥饱适度，且要养成定时定量、规律进食的良好习惯。

饮食需注意适量。《灵枢·五味》曰："谷不入，半日则气衰，一日则气少矣。"这是强调人体的生命活动离不开从饮食中摄取的营养，饥饿过度会导致气血不足、脏腑失养，进而引发各种疾病。然而，饮食过量同样有害。《素问·痹论》指出："饮食自倍，肠胃乃伤。"短时间内大量进食或长期进食过多，会超出脾胃的消化能力，增加胃肠负担，造成食物在肠胃中滞留，导致营养吸收不良，还可能引发湿热痰积等病症。长期的饱食容易导致体重增加，肥胖、糖尿病、冠心病、高血压等一系列慢性疾病也随之而来。此外，过量饮食还可能导致胆囊炎、胆石症等问题。晚餐过量往往危害更大，《备急千金要方》早有告诫，"暮无饱食"。《类修要诀》也指出："晚饭少吃口，享年直到九十九。"这表明晚餐控制食量对于延年益寿的重要性。

除了适量有度，饮食还应当有规律地进行，这一原则对维持健康起着关键作用。《吕氏春秋》曾提到"食能以时，身必无灾"，强调定时进食的重要性。定时进食能够让消化吸收过程保持节奏，使脾胃在协调中维持平衡状态。《灵枢·平人绝谷》指出："胃满则肠虚，肠满则胃虚，更虚更满，故气得上下，五脏安定，血脉和利，精神乃居。"定时进食，能够使胃肠保持更虚更满的功能活动，能够保持气血上下通畅，从而保障食物的有效消化和营养吸收。在我国传统的饮食习惯中，通常是一日三餐，每餐间隔4～6小时，这样的安排符合人体的生理需求。如果饮食时间不规律，如频繁吃零食或忍饥不食，则会打乱消化系统的节奏，导致脾胃功能失调，进而削弱消化能力，影响健康。

合理安排每日的三餐时间对健康十分重要。《养病庸言》提倡在早晨寅卯时、中午午时和傍晚酉时进餐，即早、中、晚三餐分别在早上7点左右、中午12点左右和晚上6点左右进行，这些时间段内，人体的消化功能较为活跃，更有利于营养吸收。对于老年人，由于其脾胃功能相对较弱，可以采用少食多餐的方法，不必拘泥于一日三餐。除了定时进食外，还要合理分配各餐的营养和热量。传统上，早、中、晚三餐的能量分配为30%、40%、30%，这与"早饭宜好，午饭宜饱，晚饭宜少"的饮食原则相一致。

早饭的重要性在于为新的一天提供能量。经过一夜的休息后，胃肠空虚，此时进食可以补充必要的营养，使精力充沛。早餐应适当丰富，可以包含米面类食品，优质蛋白如鸡蛋、牛奶和豆浆等，有助于身体能量的补充。午餐是连接上午与下午活动的桥梁，需为下午的工作和生活提供能量。因此，午餐应尽量荤素搭配、粗细结合，确保营养全面。晚餐则要适量减少，因夜晚活动量减少，消化系统的负担也应减轻。过多的晚餐不仅容易引起消化不良，还会影响睡眠质量。进餐后适度活动，有助于食物消化。

总之，饮食的适量和规律是中医养生的基础。定时进食有助于脾胃功能的正常运作，确保身体从食物中摄取充足的营养。适量饮食则能减轻消化负担，避免因饥饱不均导致的健康问题。通过遵循这些饮食原则，不仅能保持身体的平衡状态，还能提高生活质量，预防各种慢性病，为健康长寿打下坚实的基础。

注意饮食卫生

饮食卫生是中国传统养生的重要内容，也是防病保健的关键。历代医家和养生家都强调饮食要保持清洁新鲜，避免食用有害或变质的食物，以确保身体健康。饮食卫生的核心在于保证食材的新鲜、以熟食为主，并注意饮食中的禁忌。

首先，食材的新鲜性尤为重要。新鲜和清洁的食物不仅含有丰富的营养成分，更易于消化和吸收，对身体有益无害。而不新鲜或腐败变质的食物，可能携带有害细菌和毒素，容易导致胃肠道疾病。《论语》中提到"鱼馁而肉败不食，色恶不食"，意思就是不吃变质的鱼肉，强调了对食材品质的重视。医圣张仲景在《金匮要略》中也明确指出，变质的饭菜、腐败的鱼肉等对人体有害，不宜食用。这些古训至今仍然是饮食卫生的重要准则。

其次，大多数食物宜以熟食为主。熟食不仅有助于人体更好地消化吸收，还能通过加热消灭食物中的有害微生物，从而减少食物中毒的风险。在人类学会用火之后，吃熟食便成为了饮食的基本习惯，这一做法在中医饮食养生中也得到推崇。孔子提倡"脍不厌细"，即食物需精细烹调，强调了对熟食的重视。《千金要方》也指出，肉类食物应煮烂后食用，以免损伤胃气，特别是老年人，消化能力较弱，更需避免生冷食物，以熟食为主。熟食的做法有助于人体吸收营养，同时也能防止因食用不洁食物带来的健康风险。

最后，注意饮食禁忌也十分关键。在长期实践中，人们逐渐意识到某些食物对人体有毒，食用后可能引起中毒或其他健康问题，如发芽的土豆、海豚等动物性食品，都可能含有毒素。早在两千多年前，张仲景就提出了一系列饮食禁忌，提醒人们注意食物的安全性。例如，他在《金匮要略》中建议，带有朱红斑点的肉类不宜食用，动物因病或不明原因死亡的肉也不宜食用，同时，变质的水果和蔬菜、长时间存放的果品，应当避免食用。这些禁忌从古至今都有现实意义，有助于预防因误食不洁或有毒食物而引起的健康问题。

综上所述，饮食卫生在中医养生中占据重要地位，其核心在于保证食材新鲜、熟食为主，重视食物的禁忌。在现代生活中，这些原则同样适用。保持食品的清洁、避免食用变质食物，不仅有助于提高身体的免疫力，还能减少疾病的发生风险。通过遵循这些饮食卫生的原则，可以更好地保障身体健康，避免"病从口入"，实现长久的健康生活。

因人因时因地制宜

科学的膳食原则强调在天人合一的理念指导下，保持动态平衡。人体的生理和病理状态会受到诸如季节变化、地理环境、年龄、体质差异、职业等多方面因素的影响。因此，饮食调养必须因人、因时、因地调整，灵活选择食材，以适应个体的需求。

根据体质的不同，食物的选择有所侧重。对于体虚阴盛的人，适宜进食温热的食物，避免寒凉之品；而阴虚阳盛的人则需要多食清润之物，避免辛辣刺激的食物。湿气重的人应选择清淡、利湿的食物，避免摄入过多的油腻食品；脾胃虚弱者宜食用温软的食物，避免粗硬生冷的食物。过敏体质的人则应避免海鲜类食物，以防诱发如风疹或哮喘等病症。老年人由于身体机能逐渐减退，脾胃功能减弱，饮食需以清淡可口为主，烹调时注意细软烂熟，并少量多餐。儿童由于脏腑娇嫩、脾胃未健，但生长发育迅速，需保证营养均衡、全面，以满足身体发展的需求。性别差异也影响饮食调养，如女性在经期前后应避免寒凉食物，选择温性食品，孕期则应在均衡营养的前提下，适当增加食物摄入量。产后女性则需温补血气，以补充因分娩而消耗的体力。

在一年四季中，饮食宜根据季节特点进行调整，以顺应自然变化。春季宜"省酸增甘"，可多食辛甘温的蔬菜，如菠菜、胡萝卜、芹菜等，以养护脾胃。夏季适宜"减苦增辛"，多选择苦瓜、黄瓜等辛甘苦的蔬菜，以帮助清热解暑。长夏季节要"减甘增咸",食用易消化的食物,如冬瓜、丝瓜等,以防止湿热积聚,增进食欲。秋季宜"减辛增酸",选择甘润平性的食物,如苹果、梨、银耳等,以润肺防燥。冬季则应"减咸增苦",顺应中医"冬精"的理论,通过适当进补,滋养五脏,增强身体的抵抗力,为来年的健康打下基础。

地理环境和气候差异同样影响人们的饮食选择。不同区域的气候和地形特点,决定了饮食调养的侧重点。比如,我国西北高原地区气候寒冷干燥,当地人需要多食温热食物以抵御寒冷,并选择滋润的食物以防皮肤干裂。而东南地区气候湿润温热,当地人则适宜食用甘凉、清淡的食物,以帮助调理体内的湿气。这样的饮食选择可以帮助当地居民更好地适应环境,保持身体健康。

总的来说,科学的饮食调养需要结合多方面因素,做到有针对性地选择适宜的食材,从而在日常生活中实现养生保健的目的。这种方法不仅符合中医"天人合一"的养生理念,还能帮助人体在不同环境和季节中保持内外平衡,维持健康状态。合理膳食的关键在于平衡,不仅要关注个体的体质和健康状况,还需考虑环境和季节的变化,做到饮食适应性调节,从而达到健康、长寿的目标。

第三节 药膳养生保健

药膳是一种结合饮食与药用功能的特殊膳食形式，它以食物为主、药物为辅，既能强身健体，也能防治疾病。食材与药物在性能上相辅相成，配合得当时能更好地发挥其作用。自古以来，我国便有"食药同源"的理念，许多食材如龙眼、山药、桑葚、山楂等，既是日常食物，也是药材，两者难以严格区分。通过将这些食材制成羹汤、粥品或其他药膳，能在日常饮食中补益身体，提升体质，达到延年益寿的效果。药膳不像传统药物那样带有苦味，而是将养生的益处融入美味的食品中，因此深受人们喜爱，不仅满足了日常的味觉享受，也兼顾了身体健康的需求。

一、药膳养生的原则

药膳既有营养价值，又能预防和治疗疾病。其核心在于通过合理搭配中药和食物，以调节人体的阴阳、气血及脏腑功能，从而达到强身健体的目的。在施用药膳时，必须遵循科学的原则，包括调整阴阳、协调脏腑、运行气血以及因人施膳等方面，才能取得良好的保健效果。

调整阴阳是药膳的关键原则之一。中医认为，人体健康依赖于阴阳的相对平衡，一旦阴阳失调，身体就可能出现疾病。药膳可以根据个体的具体情况来补充不足或缓解过剩的症状，如使用温热性的药膳如生姜粥来温阳散寒，或用凉性药膳如五汁饮来清热泻火，以恢复阴阳平衡。此外，针对阴阳俱虚的情况，可以选择既滋阴又补阳的药膳，帮助调和全身状态。通过对阴阳的调整，药膳不仅能改善现有的身体问题，还能增强人体的自愈能力。

在协调脏腑方面，药膳强调针对五脏的不同特点进行调整，如脾喜燥而恶湿，因此适合采用燥湿类药膳来改善脾胃功能；肝则需疏泄，因此常用辛散之品来舒缓肝气。此外，由于肾为先天之本，脾为后天之本，药膳调养时尤为注重对脾肾功能的调节，达到整体的平衡状态。脏腑间的关系同样重要，如肝脾之间的协调，在调理脾胃时不仅要健脾，还需疏肝理气，以防止肝对脾的过度压制，从而增强脾胃的消化功能。

气血的运行是维持人体正常生理活动的基础。《素问》中提到"疏其血气，令其条达"，说明气血通畅是身体健康的重要条件之一。药膳可以通过行气、活血的方式促进气血的正常流动，从而提高身体的抗病能力。在具体应用中，温热性的药膳有助于气血的流通，如附子粥等；而寒性药膳则可能会导致气血滞留，因此应尽量避免在需要促进血液循环时使用。

因人施膳是药膳养生的个性化原则。每个人的体质、性别、年龄和健康状况不同，因此药膳的选择也应有所差异。例如，年老者通常脾胃较弱，适宜选择温补且容易消化的药膳；而年轻人则可以选择一些滋阴润燥的药膳来适应身体的高代谢状态。妇女在经期和孕期需要特别注重血气的调养，可以选择温补的膳食以维持身体的平衡。这样，根据个体需求调整药膳，能够更精准地发挥其保健作用。

药膳养生保健是一种科学且富有中医传统智慧的饮食方法。它通过对食物和药材的合理搭配，根据个人体质和健康需求进行调理，帮助调整人体的阴阳、气血和脏腑功能。这样的个性化养生方式，既能满足日常营养需求，又能有效地改善体质、预防疾病，是健康生活的一部分。药膳的科学应用，不仅体现在其多样的食材选择和配伍原则中，更在于根据个体差异进行有针对性的调理，从而真正实现"药食同源"的健康理念。

二、药膳养生的应用

药膳养生保健是结合中药与食物，通过科学搭配来增进健康、预防疾病的一种传统饮食方式。虽然药膳中可能会添加一些中药材或药食两用的材料，但其核心依然是普通的食物，属于膳食的范畴。药膳选材广泛，包含谷类、薯类、蔬果类、肉类及水产品等，几乎所有日常食材都可以用于药膳的制作。此外，还有川芎、生地黄、冬虫夏草等中药材，以及山药、大枣、蜂蜜等药食两用的食材，这些使得药膳的种类丰富多样。调味品如糖、料酒、油、盐、酱、醋等，除了提升药膳的口感，还可以增强其养生效果。通过合理使用这些食材和调料，药膳不仅能保持美味，还能兼具调理身体的功效。

药膳的制作讲究配伍，即不同食材或药材的搭配，以最大化发挥其营养和药用价值。这种配伍关系称为"七情"配伍，涉及"单行""相须""相使""相畏""相杀""相恶"和"相反"等多种方式。单行指的是单独使用某种食材，比如清炒菠菜、煮白粥，能直接体现该食材的特性。相须和相使则是协同作用的两种形式。相须是指同类食物同时食用，产生协同作用，使其作用进一步增强。例如粳米与甘薯煮粥，可以健脾和胃；百合与秋梨同食，可以清肺热、养肺阴。相使则是指一类食物为主，另一类食物为辅，使得主要食物的功效得到进一步加强，如姜糖饮中的红糖可以强化生姜的温中散寒效果。

相畏和相杀是同一配伍关系中不同角度的两种说法。相畏，即一种食物产生的不良作用被另一种食物减轻或消除；相杀，即一种食物能减轻或消除另一种食物所产生的不良作用。例如，烤肉时配合食用萝卜，萝卜能够分解烤肉中可能产生的致癌物质亚硝胺；大蒜能够分解未煮熟扁豆中有毒的植物凝集素。

相恶是指一种食物能减弱另一种食物的功效。例如，萝卜能降低补气类食材如大枣、山药的补益作用，使补气效果减弱。

相反则是指两种食物同时食用会产生毒性或严重的副作用，又称为"相克"。如古代所说的人参与莱菔子、柿子与螃蟹同食，会出现不良反应，这种组合被视为"相克"。

在实际的药膳制作过程中，遵循"七情"配伍的原则，可以使不同食材的作用互补或相互调和，从而提升药膳的功效和安全性。科学合理的配伍，不仅能够调理体质，增强身体抵抗力，还可以使药膳的美味与营养兼具。药膳在调理健康、预防疾病的过程中，通过对食材和中药材的巧妙组合，体现了中医的天人合一理念和治未病思想。

药膳配伍的科学性和灵活性，使其不仅具有丰富的营养价值，还可以根据个人的健康需求进行调整。这种结合营养与药用的食疗方式，不仅可以帮助人们增强体质、预防疾病，还能在日常饮食中体验到美味与健康的双重享受。通过深入了解药膳配伍的原则和方法，人们可以更好地运用药膳来调理身体、维持健康。

三、常用药膳食谱

中国民间自古流传至今的药膳食谱种类繁多，不仅蕴含着丰富的中医药文化，也反映了人们对健康生活的追求。这些药膳食谱大多结合了中药与日常食材，通过科学的配比与烹调，不仅保留了食材的美味，还具备独特的养生功效。以下将介绍几种常用且广受欢迎的药膳食谱，帮助在日常饮食中调理身体、增强体质。

山药粥

配方： 粳米 150g，山药 60g，水 1000mL。

制作： 将粳米和切块的山药一起放入锅中，加入水煮成粥，至米粒软烂、粥体稠厚即可食用。

功效： 此粥具有益肺宁心、调中开胃的功效，有助于增强消化功能和调理脾胃。

应用： 适用于脾虚导致的腹泻、心痛、头晕目眩、体虚乏力，以及小便不利等症状，适合体质虚弱者作为滋补之用。

海参粥

配方： 水发海参 15g，糯米 60g，冰糖 12g，水 1000mL。

制作： 将糯米提前浸泡一晚备用。将处理好的海参切块，与糯米一起放入锅中，加水煮至米熟成粥，食用时可酌量加入冰糖调味。

功效： 海参粥有补虚损、强健腰膝、益精髓、助阳、利尿的作用。

应用： 适用于肾虚引起的头晕、头痛、腰膝酸软、阳痿，以及便秘、尿频不畅等症状。尤其对体虚者有很好的滋补效果，是日常调理肾气不足的佳品。

薏苡仁红枣粥

配方： 薏苡仁 30g，红枣 8 枚，糙糯米 60g，红糖 60g。

制作： 将糙糯米提前浸泡一夜，与薏苡仁、红枣一起放入锅中煮粥，待米粒软烂即可。食用时，根据口味加入红糖调味。

功效： 此粥能益气养血、健脾补肺，并具有安神益志的效果，有助于提高体力和免疫力。

应用： 适用于脾胃虚弱、气血不足引起的虚损、肺痨、失眠、疳疾等症状。适合身体虚弱或长期病后恢复的人群，能够帮助补充营养、增强体质。

菊槐绿茶饮

配方： 菊花 3g，槐花 3g，绿茶 3g。

制作： 将菊花、槐花和绿茶放入瓷杯中，用沸水冲泡，加盖闷泡后，频频饮用。每日 1 剂，连服 7 日。

功效： 此饮能清热解郁、清利头目，有助于缓解郁热所致的不适。

应用： 适用于立春后体内郁热外泄引起的头晕、胸闷、咳嗽、四肢倦怠、发热、便秘等春季郁热症状，帮助舒缓身体的不适感。

速效增力饮

配方： 柠檬 1 片，鸡蛋黄 1 个，参杞补酒 20mL，葡萄糖 4g，红茶 150mL。

制作： 将柠檬、鸡蛋黄、参杞补酒、葡萄糖溶于 150mL 红茶中，搅拌均匀后一次性饮用。约 10 分钟后可感到精力充沛。

功效： 此饮具有益气养血、通经舒络的作用，可迅速恢复体力。

应用： 适合在紧张工作或高强度活动后，感到体力不支时饮用，帮助快速恢复精力，适用于短时间内需要充沛体力的人群。

降压减肥饮

配方： 海带 10g（或海带粉 2g），话梅干 1 个，水 150mL。

制作： 将海带和话梅干放入 150mL 开水中浸泡一夜，次日早晨空腹饮用。

功效： 海带中的碘有助于维持甲状腺功能，促进新陈代谢；话梅干中的枸橼酸能帮助清除体内乳酸等代谢废物。

应用： 长期服用可保持肌肉紧实、促进新陈代谢，并有助于维持血管功能健康，适合有减肥需求或高血压患者作为日常保健饮品。

降糖茶

配方： 枸杞子 10g，怀山药 9g，天花粉 9g。

制作： 将怀山药和天花粉研碎，与枸杞子一起放入陶瓷器皿中，加水用文火煎煮 10 分钟左右，代茶温饮。

功效： 此茶能滋补肝肾、益气生津，有降低血糖、促进肝细胞再生的作用，同时也有一定的降压效果。

应用： 适合糖尿病患者及肝肾功能欠佳的人群日常服用，帮助稳定血糖，改善肝肾功能，是慢性病的辅助保健饮品。

降脂茶

配方： 新鲜山楂 30 ~ 50g，槐花 6g，茯苓 10g。

制作： 将山楂洗净去核后捣烂，连同茯苓放入砂锅中，煮沸 10 分钟后滤渣，再用此汁泡槐花，加入少许糖，温饮。

功效： 该茶具有降血脂的作用，酸甜可口，开胃助消化，有助于降低胆固醇，舒张血管，预防中风。

应用： 适合高脂血症、冠心病、动脉粥样硬化等人群日常饮用，有助于心血管健康。但对于胃酸过多或脾胃虚弱者，应慎重食用，以避免加重症状。

归参山药猪腰

配方： 当归 10g，山药 10g，党参 10g，猪腰 500g，酱油、醋、姜丝、蒜末、香油各适量。

制作： 将猪腰剖开，去除筋膜和臊腺，洗净后放入锅中。将当归、党参、山药放入纱布袋中，扎紧袋口，与猪腰同煮，加水适量，用小火清炖至猪腰熟透。取出猪腰放凉后切片，食用时加入酱油、醋、姜丝、蒜末和香油拌匀即可。

功效： 此药膳能益气养血，补益肾气。

应用： 适用于肾虚血虚引起的心悸、气短、失眠、自汗、腰酸乏力等症状的调理。

天麻鱼头汤

配方： 天麻 25g，川芎 10g，茯苓 10g，鲜鲤鱼 1 尾（约 1500g）。

制作： 将鲤鱼洗净，切块后略煎，再加适量清水，放入天麻、川芎和茯苓，用中火熬煮成汤。

功效： 具有平肝息风、行气止痛的功效，有助于改善头痛和眩晕。

应用： 适用于因肝阳上亢引起的头痛、眩晕，以及四肢麻木等症状的缓解，尤其适合长期头晕、头痛者。

当归羊肉羹

配方： 当归 25g，黄芪 25g，党参 25g，羊肉 500g，葱、姜、食盐、料酒、味精各适量。

制作： 将羊肉洗净后放入铁锅中；将当归、黄芪、党参装入纱布袋，扎紧后放入锅中。加入葱、姜、食盐、料酒及适量水，用大火煮沸后，改用小火慢炖，直至羊肉酥烂。

功效： 补血益气，有助于提高身体的免疫力。

应用： 适合血虚、贫血及各种气血不足的患者调理食用，尤其适合因气血不足导致的疲倦乏力者。

当归炖母鸡

配方： 当归 15g，党参 15g，母鸡 1 只（约 1500g），葱、生姜、料酒、食盐各适量。

制作： 将母鸡宰杀后去毛及内脏，洗净；将当归、党参放入鸡腹内。将鸡放入砂锅中，加入葱、姜、料酒及适量清水，用大火煮沸后，改用小火慢炖，直至鸡肉软烂即可。

功效： 补气益血，强身祛病。

应用： 适用于肝脾阴虚、血虚体弱、慢性贫血及慢性肝炎等人群，有助于改善体虚多病的症状。

归参鳝血羹

配方： 当归、党参各适量，鳝鱼，料酒、葱、姜、蒜、食盐、酱油、味精适量。

制作： 将鳝鱼剖开去内脏、头尾及骨，切丝备用；将当归、党参放入纱布袋中，扎紧袋口。将鳝鱼丝与药袋一同放入锅中，加入料酒、葱、姜、蒜、食盐，加水适量，用大火烧开后撇去浮沫，再用小火煎煮1小时，取出药袋，食用鳝鱼羹。

功效： 补益气血。

应用： 适用于气血不足、体倦乏力、面黄肌瘦者，帮助补充气血、增强体力。

冬虫夏草鸡

配方： 雄鸡1只，冬虫夏草5～10枚，姜、葱、食盐各少许。

制作： 宰杀雄鸡后去毛及内脏，洗净后放入锅中；加入冬虫夏草、姜、葱、食盐及适量水，用小火慢炖至鸡肉烂熟。

功效： 补虚助阳。

应用： 适合体虚久病、四肢冰冷、自汗、阳痿、遗精等人群食用，能增强体质、温补阳气。

第四节　饮食禁忌

　　饮食禁忌是指避免食用不适合自身或病情的食物。元代的《饮食须知》曾指出，饮食虽为养生之本，但若不辨食物性味而随意食用，就可能对健康造成不利影响，轻者损害脏腑，重者甚至引发疾病。另一方面，"忌口"还是中医治疗疾病和养生的重要内容之一，强调在特定情况下避免食用某些不宜的食物。在患病期间，不注意忌口可能会加重病情；而在服药时，若不注意饮食禁忌，药物与食物间可能会发生不良反应，影响药效，甚至增加药物的毒性。由此可见，饮食禁忌不仅有助于保护身体健康、预防疾病及促进康复，还能确保药物的最佳疗效。

一、饮食禁忌的原则

　　饮食禁忌的原则最早源于《黄帝内经》，并在后世不断得到补充和发展。《黄帝内经》强调根据食物的性味属性进行"忌口"。例如，对于体质偏热的人，特别是发烧、急性炎症患者，应避免食用热性食物，以免加重体内热症，这种做法被称为"热症寒治"，即用寒凉性食物来缓解体内的热邪。反之，体质虚寒者，如患有胃寒、哮喘等症状的人，则应避免寒凉性食物，以免加重寒证，建议适量食用温热食物以起到温补作用。忽视这些饮食禁忌，不仅无益于身体，还可能引发"上火"或旧病复发，甚至导致并发症。

除了食物的性味，饮食中的五味调配也是饮食禁忌的关键。五味，即酸、苦、甘、辛、咸，不仅可以刺激味觉、增加食欲，还能调节脏腑功能。然而，五味应当适量摄入，不能偏重某一味道。若某种味道摄入过多或不足，便会导致脏腑功能失衡，从而引发疾病。例如，长期偏好咸味会损害肾脏功能，过多辛辣则可能刺激胃肠，引发上火或消化不良。

在日常生活中，了解和掌握食物性味的特性，对调整饮食禁忌具有重要意义。寒凉性食物如西瓜、苦瓜、绿豆等，适合热性体质的人或在炎热的季节食用，可以清热解毒、去火降温；而温热性食物如生姜、羊肉、胡椒等，则适合寒性体质的人或在寒冷的季节食用，有助于温中散寒。通过正确地选择食物性味，可以使身体保持在健康的平衡状态，有助于疾病的预防和治疗。

在饮食禁忌中，还有一些食物组合的禁忌，主要是避免食物间的不良反应。例如，一些食物在同时食用时，可能会影响彼此的营养吸收，甚至会引发不适。古代文献中曾有"人参忌萝卜"等食物禁忌的记载，这是因为人参补气，而萝卜则有行气消积的作用，两者同食可能抵消人参的药效。此外，鱼虾类食物与富含维生素 C 的食物同食，可能增加过敏反应的风险。虽然有些传统食物禁忌尚未得到现代科学的充分验证，但从安全角度出发，合理选择和搭配食物仍是健康饮食的重要部分。

合理的饮食禁忌能够帮助人们在不同的季节、不同的体质和不同的病症下选择适宜的食物。例如，夏季炎热，易出现内热旺盛，此时可多吃苦瓜、绿豆等清热解毒的食物，而避免食用羊肉、辣椒等辛热之物；冬季寒冷，适合食用姜茶、羊肉等温补食品，而应减少寒凉食品的摄入。这种因时制宜的饮食调节有助于适应气候变化，增强身体的适应力。

此外，个体体质的差异也决定了饮食禁忌的不同。体质强壮者在选择食物时可能相对宽泛，而体弱或患有慢性病的人群则需更加谨慎。糖尿病患者需限制糖类和高热量食物的摄入，高血压患者应减少盐分和油脂的摄入，而痛风患者则应避免高嘌呤食物如动物内脏和海鲜等。这样的个体化饮食调节，能够更好地维护健康，预防疾病的复发与恶化。

总体来说，饮食禁忌是中医饮食调养中的重要原则之一，它通过选择合适的食物来调节体质，避免饮食对健康的不良影响。只有正确认识食物的性味属性，并在日常饮食中加以注意，才能最大限度地发挥饮食的保健作用，实现"食养"的目的。无论是针对疾病治疗还是日常养生，遵循饮食禁忌的原则都能为身体健康保驾护航。

二、食物禁忌

食物禁忌，是指在特定情况下需要避免食用某些食物，以防止对身体产生不利影响。不同食物具有不同的性质和营养成分，虽然大多数食物都具备一定的营养价值，但在疾病防治过程中并非适用于所有人群。如果忽视这些禁忌，可能会导致身体不适，甚至引发或加重疾病。了解食物禁忌有助于更好地选择饮食，维护健康。

首先是食物的配伍禁忌。在日常饮食中，人们常常将不同食物搭配食用，以改善口味或增强某种功效。然而，有些食物不适合搭配食用，否则可能对身体产生不利影响。古籍中有许多关于食物配伍禁忌的记载，如柿子忌与螃蟹同食、葱忌与蜂蜜同食、鳖鱼忌与苋菜同食等。现代科学研究发现，某些食物的确会在一起食用时产生不良反应，如柿子与螃蟹同时食用易导致消化不良。因此，在饮食搭配时应遵循科学依据，既要尊重传统经验，又应结合现代科学分析，避免潜在的食物相克风险。

孕产妇的饮食禁忌尤为重要。怀孕期间，胎儿的生长发育会导致孕妇体内阴血相对不足、阳气偏盛，此时不宜食用辛热温燥的食物，即所谓的"产前宜凉"。过多辛热之物可能导致孕妇上火或体内燥热，对胎儿不利。此外，孕期常见的妊娠恶阻（如孕吐）时，更需避免油腻、腥臭及不易消化的食物，以减轻胃肠不适。产后则有所不同，随着分娩，女性气血消耗严重，身体处于虚寒状态，同时常有瘀血滞留。因此，产后应忌食寒凉、酸收等性质的食物，适合进食温热食物，帮助调养身体、促进气血恢复。这种"产后宜温"的饮食原则，有助于增强体质、减少产后疾病的发生。

此外，偏食也应引起注意。中医认为，五味（酸、苦、甘、辛、咸）各有所偏，对身体各有不同的作用，适量摄取有益于健康，但若长期偏食某一种食物，则可能导致健康问题。例如，猪肉虽富含蛋白质，但若长期大量食用，会导致体内湿气增加、痰湿内生，可能引发肥胖等问题；而长期偏食鱼类，可能导致体内积热过多，引发"上火"等症状。因此，有"肉生痰，鱼生火"之说。为了保持身体健康，饮食应多样化，做到均衡摄入。通过合理搭配各种食物，可以满足人体的多种营养需求，避免因偏食导致的营养失衡。

在实际生活中，食物禁忌不仅关系到身体的日常调养，还对某些慢性病的预防和康复起到重要作用。例如，高血压患者应避免高盐饮食，以防止血压升高；糖尿病患者则需限制高糖食物的摄入，控制血糖水平；痛风患者应减少高嘌呤食物的摄入，如海鲜和动物内脏，以防止病情加重。这些都是食物禁忌在特殊人群中的具体应用，帮助他们更好地管理健康、预防疾病的复发。

食物禁忌还包括避免进食变质或不新鲜的食物。《论语》中提到"不食馁肉，不食色恶"，强调了饮食新鲜和清洁的重要性。食物变质后易滋生细菌或产生有毒物质，如发霉的谷物、腐烂的水果等，这些食物不仅失去了营养价值，还可能对健康造成危害。食用这些变质食物可能导致腹泻、呕吐，甚至引发食物中毒。因此，保持食物新鲜和清洁是饮食中的基本禁忌之一，也是预防"病从口入"的重要措施。

饮食禁忌的目的是在特定情况下帮助个体做出更合理的饮食选择，避免因不当进食而导致健康问题。饮食习惯与健康密切相关，了解并遵循食物禁忌可以帮助人们在日常生活中更好地保护自己。例如，季节变化时，应注意饮食的调整，如夏季适宜多吃清热解暑的食物，避免辛热之物，而冬季则应多进温补食物以抵御寒冷。对某些易过敏体质的人群，则要慎食易引发过敏反应的食物，如海鲜、坚果等。

在现代社会，随着生活水平的提高，人们的饮食选择越来越丰富，但也因此容易忽视传统的饮食禁忌和科学的饮食原则。食物虽然为人们提供了丰富的营养，但不当的食物搭配和不合理的饮食习惯，往往会悄然影响健康。因此，重视饮食禁忌不仅是对传统养生智慧的尊重，也是对自身健康的负责。通过合理选择食物、科学搭配，遵循适当的饮食禁忌，人们可以更好地预防疾病、保持健康，进而提高生活质量。

总的来说，食物禁忌在中医饮食调养中占据重要位置，其核心在于根据个人体质、疾病状态及食物特性，做出适合的饮食选择。无论是配伍禁忌、孕产期饮食调整，还是避免偏食和食物变质，食物禁忌都涉及人们日常饮食的方方面面。了解这些原则并合理运用，能够帮助人们在日常生活中更好地维护身体健康，使饮食真正成为预防疾病、调理身体的重要途径。

三、药食搭配禁忌

中医食疗常将食物与药物结合，以药物的疗效配合食物的滋养之性，达到食药相辅、相得益彰的效果。通过这种方式，药物可以借助食物更好地发挥作用，而食物也能从药物中获取更多益处。然而，并非所有的药食搭配都能产生良好的效果，一些组合可能削弱药效，甚至产生不良反应或毒副作用。例如，人参与萝卜或茶叶同用，会降低人参的补气作用；而鲫鱼与厚朴、海藻与甘草同时使用，则可能产生毒性。

在服药期间，患者的饮食需要特别注意，以免影响药效或引发不良反应。清代医学家章杏云在《调疾饮食辩》中指出，患者的饮食应当辅助药物，既能滋养胃气，也能促进药力的发挥，但如果饮食不当，可能会抵消药物的疗效。《伤寒杂病论》和《金匮要略》等古籍也曾明确提到，患者在服药时应忌食生冷、黏腻的食物，以及肉类、面食、辛辣的调味品、酒、奶酪和气味浓烈的食物，以免干扰药物作用。

药物与食物的合理搭配，既要考虑二者各自的性质，也要遵循传统的药食配伍原则。按照中医组方的要求，药食的搭配应当注意药效的平衡，避免过度偏性或产生新的毒副作用。一些传统的药食禁忌至今仍被遵循，如《肘后备急方》中提到的"常山忌葱"和"天门冬忌鲤鱼"等，这些禁忌基于中药与食物之间复杂的相互作用，能够帮助防范潜在的健康风险。

食物和药物之间的搭配禁忌主要涉及几个方面。首先，某些食物会直接削弱药物的疗效。例如，人参与茶同用时，茶中的成分可能会影响人参的补气效果。类似地，萝卜的消食作用与人参的补益作用相冲突，二者一起食用会削弱人参的功效。其次，一些食物可能与药物产生化学反应，形成有害物质，甚至出现毒性。例如，鲫鱼与厚朴配伍可能会产生不良反应，这类组合在中医传统中被严格避免。

药食搭配还需要根据个体体质和具体病症来进行调整。例如，体质较寒的人，服用温热性的药物时，应避免寒凉性质的食物，以免影响药物的温补效果；反之，体质偏热者，服用清热药时，也应避免进食辛热之物，以免加重体内热症。这种因人而异的饮食调整，不仅能增强药物疗效，还能减少不良反应，是中医药膳的重要原则之一。

总的来说，中医强调药食同源，认为食物和药物在本质上有着共同的治疗作用，但二者在实际应用中却有不同的侧重。药物主要用于治疗疾病，其药性多较强烈；而食物的作用则更加温和，主要在于补益身体。因此，合理利用药物的治疗作用和食物的营养优势，就需要充分了解它们之间的相互作用，避免不当的组合，从而更好地保障患者的健康。

药食合理搭配不仅能提高治病效果，也有助于预防疾病。通过选择适当的药食组合，不仅可以增强体质，还能帮助调节人体的阴阳平衡，改善脏腑功能。例如，某些药膳可以在预防季节性疾病方面发挥作用，如在冬季，适当食用温补的药膳能增强抵抗力，预防寒冷引起的感冒；在夏季，清热解暑的食疗则能预防中暑和消化不良。这些药食调配方法，都是中医实践中积累的智慧。

　　然而，在实际操作中，药食搭配也有一定的风险，不当的组合可能对身体产生不良影响。因此，患者在进行药食调理时，应当遵循专业的中医指导，了解药物和食物之间的潜在相克之处，并根据医生的建议调整饮食。这样，不仅能保证治疗的有效性，也能使药膳在养生保健中更好地发挥作用。

　　药食配伍的复杂性也提醒人们在日常饮食中，应对中药和食物的选择保持谨慎态度。随着现代生活节奏的加快，许多人对药膳和食疗的兴趣逐渐增加，但也容易忽视其中的禁忌与注意事项。因此，科学理解药食的相互作用，不仅是保持健康的需要，更是避免不良后果的重要保障。总之，饮食与中药的合理搭配是中医养生的重要内容，既需要传承传统智慧，也应结合现代科学，才能在实际应用中发挥最佳效果。

四、病中饮食禁忌

　　《黄帝内经》早在两千多年前就提出了饮食禁忌的理论，比如肝病禁辛，心病禁咸，脾病禁酸，肾病禁甘，肺病禁苦。随着医学实践的发展，人们进一步总结了各种疾病的饮食禁忌。比如，糖尿病患者要避免糖类和高盐食物；肾炎及浮肿患者应少盐；肝炎或肝功能不全者要避免饮酒及高脂肪食物；心血管疾病患者要限制高脂肪食物的摄入；尿毒症患者则要严格控制高蛋白食物；而胃肠疾病患者应避开辛辣和刺激性食物。

　　患病期间的饮食禁忌尤为重要，因为某些食物可能加重病情或影响康复。比如，阳虚体质者应避免寒凉食物，而阴虚体质者应避免温燥食物。寒性病患者需要禁食寒凉和生冷食物，以免进一步损伤阳气；相反，热性病患者则应避免温热、燥性食物，以免加重体内热症，同时应禁烟酒等刺激性物质。对于失眠者，浓茶和咖啡等兴奋性饮品会加重症状，应当避免；水肿患者则要限制盐的摄入，以防加重浮肿。消渴症（即糖尿病）患者应远离糖分高的食物，以防血糖升高。

此外，一些慢性病患者也有特定的饮食禁忌。脑血管病、心脏病及高血压患者应减少肥肉和动物内脏的摄入，因为这些食物含有较高的脂肪，容易引起血脂升高、血管硬化，增加心脑血管负担。黄疸和胁痛患者，因其肝脏功能较弱，应避免动物脂肪、辛辣刺激性食物以及酒类，以减轻肝脏负担。皮肤病患者则要避开鱼虾蟹等腥膻之物和辛辣食物，因为这些食物容易引发或加重皮肤瘙痒和过敏反应。

饮食禁忌的核心是避免食物对病情的不利影响，从而减少病情加重的风险，同时支持机体的恢复过程。现代科学研究也证实了许多传统饮食禁忌的合理性。例如，高脂肪饮食对心血管健康不利，而高盐摄入则会加重高血压和水肿。此外，某些食物成分可能与药物发生相互作用，影响药效或引发副作用，因此在服药期间尤其需要注意饮食选择。

在饮食调理中，关注食物性质、患者体质和病症特点，合理选择饮食，是中医食疗的重要原则之一。具体来说，要结合患者的个体差异，因病制宜，制定合理的饮食方案。例如，体质偏寒的患者，可以适当选择温热性食物，如生姜、红枣等，以驱散寒气；而体质偏热的患者则宜选择性寒凉的食物，如绿豆汤、梨等，以助清热解毒。有慢性病的患者则应注重长期的饮食调养，通过合理的膳食结构，帮助身体逐步恢复平衡。

　　总之，饮食禁忌不仅是中医治疗中的一部分，更是预防疾病、促进康复的重要环节。通过合理调整饮食，避免不适合的食物摄入，不仅可以减轻疾病症状，还能为机体的康复创造更好的内外环境。这种科学的饮食调控，能够在治疗的同时达到更好的养生效果，使患者在饮食中得到更全面的调理与保护。

第五章 / 情志养生法

　　情志养生法，是一种通过自我调节情绪和调整思维方式来实现身心健康的方法。它鼓励人们面对外界事物时，保持冷静、理性的反应，从而转化不良情绪，调整心态，达到内心的平和和心理的健康。这种方法不仅有助于保持心情愉悦、心理平衡，还能促进身体健康，使人更好地应对生活与工作中的各种挑战，从而有助于长寿与幸福生活。

第一节　情志调节

　　情志是中医中对人的情感和意志的概括。"情"指感情、情绪，是无意识的心理反应，受先天遗传影响较大，具有自发性；"志"则是人的意愿和动机，属于有意识的心理活动，与后天培养紧密相关，具有自觉性。

　　中医认为，情志（即情绪）与五脏六腑的功能有着密切的关系，不同的情绪状态可以影响脏腑的运行，反之，脏腑功能的变化也会反映在情绪上。因此，调节情绪是养生中不可忽视的重要环节。中医学强调"怒伤肝、喜伤心、思伤脾、忧伤肺、恐伤肾"，每一种情绪都对应着特定的内脏器官，情绪的失调或长期积郁不化会对相应脏腑造成损害，进而影响身体的整体健康。例如，长期愤怒会导致肝气郁结，使肝脏的疏泄功能受到影响，可能表现为头痛、面红、易怒等症状；过度喜悦则会使心神失调，造成心悸、失眠；思虑过度会损伤脾胃，影响消化功能，表现为胃胀、食欲不振；长期忧虑会使肺气受损，出现胸闷、呼吸不畅等症状；而恐惧则可能引起肾气下泄，表现为尿频、失眠等。因此，情绪与脏腑之间的相互作用，需要通过有效的情绪调节来维持平衡。

情志调节的方法多种多样，包括调息、疏导、心理调适等。在中医养生中，调息法，即通过深呼吸、吐纳、冥想等方式，帮助缓解压力，使气血运行更加顺畅，从而达到平衡情绪的目的。比如，在感觉焦虑不安时，可以通过慢慢地深呼吸，让身体和情绪逐渐放松下来。此外，疏导法是中医调节情绪的另一个重要方法。中医认为，情绪需要适度的表达和释放，以防止内心的积郁。在日常生活中，通过与人交流、适度运动、唱歌或书写等方式，都能起到疏泄不良情绪的效果，有助于化解郁闷，保持内心的开阔与愉悦。

与此同时，中医强调的心理调适方法也非常重要。中医的"心主神明"理论认为，心神是调节情绪的关键，通过培养乐观豁达的心态，可以有效预防和缓解不良情绪带来的伤害。培养乐观的心态、减少对外界事物的执着，可以帮助人们减少因外界变化而带来的情绪波动。正如古人所言"知足常乐"，内心的满足感和对生活的平和态度，有助于人们更好地应对生活中的压力和挑战，从而保持情绪的平稳。

情志调节不仅仅有助于心理健康，还对生理健康产生积极影响。情绪的平和、愉悦有助于脏腑气血的调和，能增强免疫力，预防疾病。比如，笑有助于疏通肺气，提升心情；心情愉快时，脾胃功能也会更强，有利于消化吸收。反之，长期的情绪压抑或过度紧张，则会导致内分泌失调、免疫力下降，使人更容易患病。因此，在日常生活中，保持情绪的稳定、乐观，不仅是心理健康的基础，更是整体身心和谐的重要保障。

　　在中医养生中，情志调节是身心健康的关键内容。通过调节情绪，可以帮助人们在身体与心理之间建立良好的互动关系，维持脏腑功能的正常运作，从而促进整体健康。无论是通过呼吸调息、适度疏导，还是心理的自我调适，这些方法都可以帮助我们在纷繁的现代生活中找到内心的平衡和安宁，为长期的健康打下坚实的基础。

第二节　情志与疾病

　　情志是人们对外界环境和事物的正常心理反应，中医将其归纳为七情：喜、怒、忧、思、悲、恐、惊，并认为这些情绪与五脏有着密切的联系。除了情绪，五志——神、魂、魄、意、志，也与五脏的功能密切相关。

　　情绪通常可分为积极和消极两类，一个人的面部表情能直接反映其情绪状态。古代养生家提倡通过修身养性，达到"不以物喜，不以己悲"的心态，这意味着不要因为外界的变化而过度喜乐或忧愁。学会有效调节情绪，及时释放负面情绪，并以积极态度应对生活中的挑战，是保持心理平衡的关键。

一、情志的影响因素

　　情志，即人的情绪、意志，其变化受多种因素的影响，主要可以分为外源性和内源性两大类，具体来说，包括身体因素、社会因素和环境因素的综合作用。每一个因素都会通过不同的机制影响情绪，从而对人的心理和生理状态产生深远的影响。

首先，身体因素是情绪变化的内在基础，情志活动与五脏功能密切相关。中医认为，过度的情绪反应会伤及特定的脏器，例如，过度愤怒伤肝，过思则伤脾，过度悲伤和忧虑会影响肺，惊恐则易损肾。反之，五脏的功能失调也会反映在情绪上。例如，肝气郁结、肝火旺盛的人容易暴躁，肺部疾病患者常表现出悲伤情绪。长期慢性疾病患者由于脏腑功能的异常，常会出现情绪波动，而这些异常情绪反过来又会加重身体的不适，形成恶性循环。此外，气与血是维持生命活动的基础物质，脏腑的健康依赖于气血的平衡状态，而精神和情绪正是这一平衡状态的外在表现。正如《素问·调经论》所说："血有余则怒，不足则恐。"此即血气的变化直接影响情志，血气充盈则情绪稳定，虚弱则易生恐惧。

其次，社会因素对情志的影响极为显著。个人的社会地位、生活条件、家庭和人际关系等都会影响心理状态，进而影响健康。例如，男女之间的感情纠葛、家庭的不和谐、亲人的离世等，都会引发强烈的情感波动，导致精神紧张、焦虑或抑郁，甚至引发身体上的不适。《素问·疏五过论》提到，感情失落、家庭破裂等均会使人心绪不宁，影响五脏的正常功能。此外，社会动荡、经济困窘、战争或自然灾害等重大社会变动也会造成极大的精神压力，使人长期处于焦虑和不安之中，进而引发各种心理疾病。社会因素的复杂性，往往使得情绪波动的表现和对健康的影响更加深远和难以预测。

自然环境因素对情志也有着重要影响。外界的自然变化常通过"心神"的主导作用，影响人的精神状态。例如，季节的交替、天气的变化、声音、气味、色彩等自然元素都会对情绪产生影响。月相的变化与人体生理周期密切相关，月盈月亏也会带动情绪的变化。而气候变化，如寒冬、酷暑或暴风骤雨等，会使情绪产生波动，特别是突如其来的天气变化更容易引发情绪的显著反应。安静、和谐的环境有助于人保持愉悦和专注的心情，有利于提高工作效率，而嘈杂、混乱的环境则容易引发人们的烦躁、厌倦感，导致工作和学习效率下降。此外，不同的色彩对人的心理也有不同的刺激作用，如明亮的颜色往往能提升人的心情，而沉暗的色调则可能带来压抑感。由于人类与自然环境紧密相连，这些环境因素成为影响人类情绪变化的重要因素。

也就是说，情绪的变化是由多种复杂因素共同作用的结果。身体的健康状况、社会生活的稳定性以及周围环境的变化，都会对人的情绪产生深刻影响。理解这些因素的相互关系，有助于人们在日常生活中更好地调节情绪、保持心理健康，从而提升整体的生活质量和健康水平。情志养生的核心，就是在这些因素的影响下，找到自身情绪与外界变化的平衡点，进而达到身心的和谐统一。

二、情志致病的机理

情志活动对人体具有双重性。正常情况下，七情（喜、怒、忧、思、悲、恐、惊）能调节和促进机体的生理功能。

然而，当情志变化超出身体自我调节的范围，或者情绪波动持续时间过长时，就会对健康产生不利影响，这种情况在中医上被称为"情志内伤"。情志的致病作用受情感刺激的性质、强度、持续时间以及个体的耐受能力影响，不同的人在面对同样的情感刺激时，其身体和心理的反应程度各不相同。

情志刺激的性质和强度对于健康的影响尤为重要。在七情中，只有"喜"属于良性刺激，其余情志多为不良刺激。喜、怒、惊、恐等情绪，若短时间内变化剧烈，往往会对身体造成较大冲击，容易导致气血逆乱，从而引发急性疾病。例如，突如其来的强烈情绪波动可能引起猝死、卒中、突发失聪、视力骤降、呕血甚至精神错乱等症状。正如《素问·阴阳应象大论》所说："暴怒伤阴，暴喜伤阳。"在古籍《淮南子》中也提到："人大怒破阴，大喜坠阳，大忧内崩，大怖生狂。"忧、思、悲等情绪多由长时间未解决的情感问题引发，情绪的持续低落和紧张更容易积累成慢性病。这类情绪的刺激时间较长，不如急性情绪那般猛烈，但其长期的积郁同样会对健康造成显著的负面影响。

情志致病的机制主要通过对五脏和气机的影响。首先，七情直接影响五脏功能，尤以心、肝、脾三脏关系最为密切。心主血并藏神，是情志活动的核心。喜过度会损伤心神，心神失调还会波及其他脏腑，影响整体健康。肝主疏泄，调节气机与情绪，因此，怒伤肝则会导致气机紊乱，表现为胸闷、头痛等症状。脾则居于中焦，负责运化水谷，是气血生成的源泉，思虑过度则容易使气机郁结，导致脾胃失调。七情的过度波动不仅可单独影响心、肝、脾等脏腑，还可相互影响，引发更复杂的病症。例如，长期的思虑可能会劳损心脾，而长期压抑的情绪会影响肝脾的调节功能，导致身体整体的失调。

情志对人体的气机运行也有深远影响。气机是人体内气的运行状态，情绪的变化会直接影响气机的正常运作。过度的情绪波动可能导致气机紊乱、气血郁滞，形成郁结状态，表现为胸闷、气短等症状。中医强调"无郁则无病"，即人体内部的气机要保持畅通，气滞则容易生病。七情过度还可能扰乱气机的正常升降，进一步影响气血的流动和脏腑功能。不同情绪对气机的影响有所不同，例如怒气会使气上升，导致头部充血；喜则使气缓和，令身体放松；悲则使气消散，导致气短乏力；思虑过多会使气结滞，出现胃脘不舒；恐惧会使气下降，造成失眠多梦；惊吓则容易使气紊乱，导致心悸等症状。通过调节气机，可以有效缓解因情绪波动引起的各种症状。

心神损伤也是情志致病的重要途径之一。心主藏神，是五脏六腑之主宰，各种情绪的失调都会直接或间接地影响心神的稳定，进而影响其他脏腑的功能。当心神受损，整个身体的和谐就会被打破，如《灵枢·口问》所述："悲哀忧愁则心动，心动则五脏六腑皆摇。"这意味着情绪波动不仅影响心脏，还会带动其他脏腑发生不良变化。因此，维持心神的宁静，是应对情志内伤的重要方式。

三、情志致病的个体差异

情志活动对人们的影响存在明显的个体差异，这种差异与人的体质、性格、年龄和性别等多方面因素密切相关。同样的情志刺激，不同的人会产生不同的情绪反应，甚至导致不同的身体反应和疾病。

体质强弱是情志致病个体差异化的重要因素。体质强壮的人通常对外界刺激有较强的耐受力，而体质虚弱者则更容易受情志变化的影响。《医宗必读》中提到："外有危险，触之而惊，心胆强者不能为害，心胆怯者触而易惊。"这表明，当面对突如其来的情感冲击时，心胆强者能够迅速恢复，而心胆虚弱者则更容易被惊吓或焦虑所困扰。《灵枢·通天》也认为，不同体质的人，其对情志的反应各异：如"太阴之人，多阴无阳"，容易情绪低落；"少阴之人，多阴少阳"，更倾向于忧愁和悲伤；"太阳之人，多阳无阴"，感情波动较大，容易发怒；"少阳之人，多阳而少阴"，则表现为自尊心强，爱慕虚荣。这些特质决定了不同体质的人更容易受哪种情志刺激引发的哪些情绪反应和疾病。

性格差异在情志病差异中也起着重要作用。性格开朗、乐观的人通常心胸宽广，能够冷静面对挑战和情感冲击，从而保持心理上的平和与健康，不易受情志病的困扰。反之，性格内向、抑郁的人往往心胸狭窄，感情脆弱，容易因外界刺激而情绪激动，进而引发心理和身体疾病。这种耐受性差异也与个人意志力密切相关。意志坚定的人更善于调控情绪，不容易受到七情六欲的困扰，而意志较弱的人则更易陷入情绪波动之中。正如《素问·经脉别论》中所说："当是之时，勇者气行则已，怯者则著而为病也。"这句话点明了意志强弱对情志反应的不同影响。

年龄差异也是重要因素之一。儿童的脏腑娇嫩，气血未充，中枢神经系统发育不完善，因此更容易因为惊恐而产生情志相关的疾病。相比之下，成年人处于社会和家庭的压力中心，精力充沛但也更容易在复杂环境中因怒、思过度而致病。老年人则常因失去伴侣、家庭变化等因素而产生孤独感，易陷入忧郁和悲伤之中，情感上更为脆弱。这些不同年龄阶段的情感特质，决定了他们在面对情志刺激时的不同反应和健康风险。

性别差异同样不可忽视。男性属于阳性体质，性格多刚强，在面对外界情感冲击时不易表现出强烈的情绪波动。然而，一旦受到较大情感刺激，男性更可能表现为亢奋状态，如狂喜或大怒，这也是男性情绪反应的共同特点。相比之下，女性体质属阴，以血为主，情感较为细腻，对外界情感刺激的敏感度更高，容易因情志波动而产生忧愁、悲伤等情绪反应。《外台秘要方》中指出："女属阴，得气多郁。"这反映了女性更易因情感积郁而致病。女性在情感表达上往往更丰富、细腻，因此更容易因情志而罹患心理和生理上的问题。正如《千金要方》所说："女人嗜欲多于丈夫，感病倍于男子，加以慈恋、爱憎、嫉妒、忧恚、染者坚牢、情不自抑，所以为病根深，疗之难瘥。"虽然这一描述未必适用于所有女性，但确实反映了女性因情志波动而易患病的普遍现象。

　　情志变化对个体健康的影响，往往不仅取决于外在刺激的强度，还与个体的内在素质息息相关。体质强健者，即便经历情感波动，也能较快恢复；性格开朗的人在面对压力时，能保持心态平和，减少疾病的发生。相反，体质虚弱、性格内向者，则可能因较小的情感波动而长时间困扰其中。此外，儿童和老年人的情感调节能力较差，更容易受到情志波动的影响；而女性因生理和心理特质，较男性更易因情感困扰而引发健康问题。因此，情志的调节和管理需要因人而异，结合个体的体质、性格、年龄和性别特点，有针对性地进行情绪疏导和心理调适。

　　理解情志病的个体差异，不仅有助于预防和治疗情志相关疾病，还能更好地指导人们进行自我情感管理。在日常生活中，重视情感调节，培养乐观开朗的性格，增强心理韧性，对于维持身心健康具有重要意义。不同的人可以根据自己的特点，采取适合的情绪管理方法，以提高对情志变化的耐受力，减少其对健康的不良影响。这不仅有助于个体更好地适应环境变化，还能在情感波动中保持身心的和谐与稳定。

第三节　情志病的预防与调养

在现代社会，竞争激烈和生活节奏的加快使人们面临着巨大的压力，随之而来的情绪困扰也逐渐增多。高强度的工作、复杂的人际关系、生活的不确定性等都可能引发情绪波动，使患情志病的风险大大增加，如焦虑、抑郁、失眠等问题日益普遍。因此，学会预防和调养情志病显得尤为重要。预防情志病不仅是保持身体健康的关键，更是提升生活质量、改善心理状态的基础。通过合理调节情绪、积极调整心态以及加强身体锻炼，人们可以更有效地应对生活中的压力和挑战，维护身心的和谐与健康。

一、情志病的预防

预防情志病，即通过各种措施避免情绪变化导致的疾病，是中医学"治未病"思想的重要体现。"治未病"强调在疾病尚未发生时就采取预防措施，这一理念早在《周易》中就有记载，提到"君子以思患而预防之"，即提倡未雨绸缪，提前预防。

　　情志病的预防需遵循两大原则。首先是"未病先防"，即在疾病尚未发生时保持肝气调达顺畅。中医认为肝具有疏泄的功能，能够调节情绪。肝气的畅通是情绪平稳的基础，而情绪变化又是情志病的主要诱因。因此，要避免情志病，需注重保持肝气的顺畅，以此调节情绪，减少负面情绪对身体的影响。其次是"既病防变"，即在疾病已经出现时，防止其加重或恶化。通过调整人体的阴阳平衡，修正体质中的不平衡状态，使之恢复到中正和谐的状态，同时提高身体的抗病能力，有助于减轻情绪波动带来的伤害，防止情志病向其他疾病发展。

　　在预防情志病的具体措施中，首先需要学会正确应对社会压力和心理冲击。中医强调"心静则神安"，认为保持内心的平静是情志调节的基础。通过养性调神，可以改善人的气质和性格，增强心理调节能力，使心情平和，从而更好地抵御外界压力对身心的影响，达到延年益寿的目的。

　　另一个关键措施是调畅自身情志，使身体和精神保持和谐。中医学倡导"形神合一"和"形动神静"的理念，强调通过身体锻炼来改善情绪状态。适度的锻炼有助于促进气血流通，增强体质，并以身体的动帮助精神的静，从而减少因情绪波动而引发的身体问题。例如，适度的运动不仅能增强肌肉和骨骼的力量，还能改善内脏功能，使身体更健康。同时，运动可以作为释放压力的渠道，帮助人们以积极的方式应对不良情绪。

　　有效预防情志病，有助于保持身心健康，延缓衰老进程。

通过保持肝气调达、合理应对压力、积极进行运动，能够更好地调节情绪变化带来的不利影响，减少疾病的发生。

二、情志病的调养

情志病是中医独特的病症分类，常因情绪波动而导致身体与心理共同失调。中医在防治情志病方面有独特的优势和丰富的方法，包括中药治疗、针灸推拿以及心理疗法等。通过这些方法，中医可以有效地调理情志病症，帮助患者恢复身心平衡，达到整体调理的效果。

心理治疗是调节情志病症的重要手段，包括祝由疗法、劝说开导法、情志相胜法、移情易性法等。

"祝由术"作为一种传统的心理疗法，本是上古时期一种"移精变气"的自我导引疗法，通过祈祷、引导的形式来达到目的，"能养其精气神者，可祝由而愈病"。后来，随着人类对疾病的认识的发展，"祝由"逐渐从"巫"向"医"演变与转化。现代的祝由疗法指的是通过语言开导患者的心结，使其情绪平稳，消除焦虑和恐惧，帮助患者理解病因并配合治疗。

劝说开导法通过交流，让患者从内心接受疾病的现实，树立战胜病症的信心，从而缓解不良情绪。

情志相胜法根据五行相克的原理，用一种情感来克制另一种情感，比如通过思考转移注意力来克服恐惧感，从而达到治疗效果。

移情易性法则通过改变患者的心理状态，鼓励其培养积极态度，学会区分并纠正消极思维，并结合行为疗法如放松训练、音乐疗法等，逐步改善其心理状态。

中药治疗在情志病的调养中也占据了重要地位。中药以其温和的特性和整体调理作用，适合长期治疗情志病。情志失调往往影响到五脏的气血运行，导致功能紊乱。根据中医辨证理论，情志病可分为肝气郁结、气滞血瘀、痰瘀交阻、气阴两虚等类型。针对不同类型的情志病，中医使用不同的中药配方进行调理，比如肝气郁结者可以使用疏肝解郁的中药，而气阴两虚者则需要滋阴补气。中药的个性化治疗方案可以根据患者的具体病情进行调整，从而更精确地发挥疗效。

针灸推拿是调养情志病的另一种有效手段。根据中医经络学说，针灸通过刺激人体特定穴位，可以调节内脏功能，疏通气血，从而缓解因情志失调引起的各种症状。比如，对于情志失调、肝气郁结的患者，可以取足厥阴肝经、足少阳胆经为主，取穴期门、太冲、阳陵泉、支沟、内关、足三里等，达到理气解郁的效果。而针对阴虚火旺型的情志病，则要以足少阴肾经、手厥阴心包经经穴为主，取穴肾俞、太溪、心俞、大陵、三阴交等，以达到滋阴降火、安神定志的目的。

此外，推拿按摩也能通过刺激经络，改善气血运行，缓解情志失调所致的症状。推拿手法简便实用，适合广泛使用，如通过按摩足厥阴肝经，可以缓解肝气郁结带来的焦躁情绪。

情志病的调养需要全面考虑患者的心理、身体状态，通过心理疏导、中药调理和针灸推拿等综合手段，逐步改善病情。心理疗法重在调整患者的情绪状态，使其积极面对生活压力；中药治疗则从内部调整气血平衡，修复身体的功能紊乱；针灸和推拿则通过刺激经络，帮助身体恢复正常的气血流通。在实际治疗过程中，根据患者的具体情况，往往需要将多种疗法结合使用，以达到最佳的治疗效果。

中医强调"治未病"，即预防为先，但在情志病症的治疗过程中，治标和治本同样重要。通过调节情志和修复身体的内在失衡，中医的多种治疗方法可以帮助患者改善情绪、减轻症状，从而恢复身心健康。针对不同类型的情志病，通过合理的调理方案，可以帮助患者逐步摆脱心理负担，提高生活质量，回归健康状态。

第六章 / 常见病的预防与调理

据世界卫生组织数据，全球有超过 11 亿人患有高血压，其中 50% 是由压力过大和不良生活方式引起的。此外，国际糖尿病联合会报告显示，全球糖尿病患者数量已超过 5 亿，且每年以约 3% 的速度增加，压力和不良饮食习惯是糖尿病发病的重要因素之一。失眠也成为都市人群的常见问题，相关调查显示，全球约 30% 的人口存在睡眠障碍，其中中国的失眠率高达 38.2%。

中医在预防和调理这些疾病方面有着独特的优势。其强调调节机体的阴阳平衡，注重整体调养，通过饮食调理、药膳、针灸、推拿等方法，帮助身体恢复正常的功能，缓解身心压力，预防和改善慢性疾病，提升生活质量。

第一节　高血压的中医调养

　　根据世界卫生组织（WHO）的建议，正常成人的血压标准是：收缩压应不超过 140mmHg（18.6kPa），舒张压不超过 90mmHg（12.0kPa）。当成人的收缩压达到或超过 160mmHg（21.3kPa），舒张压达到或超过 95mmHg（12.6kPa）时，就被诊断为高血压。确诊高血压需多次测量血压，至少连续两次测量的舒张压平均值在 90mmHg（12.0kPa）或以上，单次的血压升高尚不足以确诊，但需进一步观察随访。

　　高血压是全球最常见的心血管疾病之一，也是严重的流行病。它常引起心、脑、肾等器官的并发症，给人类健康带来巨大威胁。因此，提高对高血压的认识，并重视早期预防和及时治疗，对于减少高血压的危害具有重要意义。

一、高血压的病因病机

　　在中医上，高血压通常归入"眩晕""头痛""头风""风眩"等范畴。其病变部位主要涉及肝、脾、肾三脏，核心病机是病机多为脏腑功能失调，阴阳气血紊乱，制约关系失衡。阴虚水不涵木，阳亢于上或肝火亢盛。高血压早期，通常对应于1级高血压，往往由精神刺激引起，导致肝的疏泄功能失常。肝气郁结、郁而日久或患者素体阳盛，加之情绪波动频繁，容易引发肝火上升，肝阴受损，最终表现为阴不制阳，进而导致风阳上扰、肝风内动等症状。

在高血压的早期，病变位置主要在肝脏，病理起点多与肝气郁结或素体阳热相关，此时应从调理肝脏入手。并且，由于肝失疏泄功能，也常波及脾肾，导致这些脏腑功能异常。例如，肝气郁结影响脾的运化能力，导致水液代谢失调，使水湿停滞，痰浊上蒙清窍；或者年老后肾水不足，肝阴亏虚无法制约阳气，阳亢上升，最终出现头晕、头痛等症状。此外，肝火旺盛会损伤阴液，造成肝肾阴虚，无法敛阳，进一步加重高血压症状。

现代降压药物的早期干预和广泛应用，阻断了高血压的自然发展过程，这使得其病机更为复杂，病变过程也有所改变。尽管高血压的早期病位以肝为主，但治疗中不能仅关注肝脏，还需重视脾、肾等其他脏腑的作用。比如，肝气郁结会阻碍脾的功能，影响水液的代谢；肝肾阴虚则导致阴阳失衡，阳气上亢，使得患者容易出现头晕、耳鸣等症状。因此，早期高血压的治疗需综合考虑肝、脾、肾三脏之间的关系。

整体来看，高血压的病理变化过程以"实"为主，即以肝气郁结、阳气上亢等实证为主，但也可能表现出虚实夹杂，甚至由实证逐渐演变为虚证。虚证多与肝阴、肾阴不足相关，表现为阴虚不能涵阳。此时，治疗上需要采取清肝火、补肝阴、调脾肾等多方面的方法，方能达到更好的疗效。这种整体调节的思路，体现了中医在高血压防治中注重脏腑协调的原则。

二、高血压的辨证论治

中医学认为，高血压的发生是由于情志刺激、饮食失调、体质因素等多方面因素相互作用，导致人体阴阳失调、气血紊乱，进而引发疾病。高血压的病变位置主要在肝、脾、肾三脏，病程发展中常见寒热相兼、虚实同见的症状。早期多表现为实证，中期为虚实夹杂，后期以虚证为主。高血压主要有四种常见的证型：阴虚阳亢证、风阳上扰证、痰瘀内盛证和阴阳两虚证，每种证型的表现和治疗方法各不相同。

阴虚阳亢证

症状： 表现为头晕目眩、心烦易怒、口干咽燥、胸闷、失眠多梦、腰膝酸软、心情不快、出汗较多等，舌红少津，舌苔薄黄，脉象虚弦而数。

功效： 以育阴潜阳、镇逆平冲为主。

方解： 采用育阴平逆汤，生地黄、麦冬、黄精、沉香、羚羊角、玳瑁、草决明、莱菔子、车前子、玄参、白芍，水煎服。方中包括生地黄、麦冬、黄精、白芍、玄参

145

等药材，能够滋阴清热；羚羊角、玳瑁、草决明可息风潜阳；沉香、莱菔子可平降上亢的阳气；车前子可清利湿热。这些药物共同作用，平衡体内阴阳，缓解肝阳上亢的症状。

风阳上扰证

症状： 主要有头晕、头胀、四肢麻木、睡觉时口角流涎、手震颤、面色苍白、步履沉重感等，常有时而面部发热的感觉，舌苔多白，脉象虚弦或沉弦无力。

功效： 需滋阴敛阳、息风降逆。

方解： 使用息风敛阳汤，熟地黄、砂仁、蒺藜、羚羊角、天麻、钩藤、怀牛膝、龟甲、麦冬、白芍、女贞子，水煎服。方中熟地黄、龟甲、麦冬等药材滋阴清热，天麻、羚羊角、钩藤可平肝息风。女贞子、白芍养血息风，并配伍怀牛膝以引导气血下行，使上扰的风阳得以缓解。砂仁用于防止滋阴药物滋腻伤胃，整体调和阴阳，缓解头部不适症状。

痰瘀内盛证

症状： 表现为头痛、头晕、胸闷恶心、颈肩不适、肢体沉重、语言表达困难、健忘、易激动等，舌质赤、舌上有瘀斑，苔白，脉象弦涩。

功效： 需活血化瘀、理气化痰。

方解： 使用理气通瘀汤，太子参、乌药、香附、片姜黄、红花、桃仁、赤芍、清半夏、川芎、草决明、羚羊角、刺蒺藜，水煎服。其中，乌药、香附有助于疏通气机，片姜黄、红花、桃仁、川芎等药物则能活血化瘀，草决明、羚羊角、刺蒺藜平肝息风，清半夏则化痰降气。此方通过疏通气血、化解痰浊，改善因气滞、血瘀而引起的病理表现。

阴阳两虚证

症状： 常见头晕、耳鸣、四肢冰冷、乏力、尿频、夜尿多、畏寒喜暖、食欲不振、面色苍白等，舌体胖大、苔薄白，脉象沉弦无力。

功效： 需要益火之源，温阳消阴。

方解： 可使用右归丸，熟地黄、怀山药、山萸肉、杜仲、枸杞子、菟丝子、肉桂、附子、鹿角胶、当归，可用丸剂，亦可作煎剂。药方有助于补肾温阳，补益气血。其中，鹿角胶补益督脉之血，附子、肉桂温补肾阳，有助于恢复虚弱的命火，使身体回归温暖的状态，减轻畏寒、乏力等症状。

这些不同的证型表现各异，中医通过辨证施治，根据患者的具体症状和体质特点进行个性化治疗，有助于调整脏腑功能，平衡阴阳。通过这种方式，不仅可以缓解高血压的症状，还能从整体上调节身体状况，提高患者的生活质量。

三、高血压的预防

高血压被称为"无声的杀手"，是中老年人群中最常见的健康问题之一，也是冠心病、脑血栓和脑出血等疾病的常见并发症。随着年龄增长，人们可能会出现莫名的头痛、头晕、注意力不集中、睡眠不踏实等症状，这些都可能是高血压的早期信号，应引起重视并及时就医诊断，以便及早采取治疗措施并进行科学保养。

高血压在早期往往没有明显症状，但如果长期得不到有效控制，会对身体的多种器官系统造成严重损害。尤其是心、脑、肾这三大器官，最容易因高血压而受到影响。研究显示，高血压患者发生心脑血管疾病的概率是血压正常者的 4 ~ 8 倍。长期的高血压会加速动脉粥样硬化的形成，进而引发冠心病、心绞痛、心肌梗死、心力衰竭，以及脑血栓和脑出血等问题。这些问题轻则导致偏瘫，重则危及生命。此外，高血压和动脉粥样硬化之间的关系密切，动脉硬化会进一步加重血压升高，形成恶性循环。因此，对高血压，一定要注意平时的预防和控制。

而预防高血压需要从生活方式的各个方面着手，合理调整饮食、体重、生活习惯和心理状态，才能有效降低高血压的风险。以下六项是常见的高血压预防方法。

第一，要减少食盐的摄入量。每日盐摄入量应控制在 5g 以下，相当于半小汤匙。过多的盐分会增加血容量，导致血压升高，是高血压的重要风险因素之一。因此，饮食中要少放盐，多选择低钠调料。

第二，保持合理膳食结构。饮食上应减少脂肪摄入，少吃肥肉、油炸食品和动物内脏，以及高糖食品如糕点和甜食。相反，多摄入新鲜蔬果、鱼类、蘑菇，以及低脂奶制品等富含维生素和矿物质的食物，有助于保持血管健康，降低高血压的风险。

第三，控制体重是预防高血压的有效途径之一。过度肥胖会增加心脏负担，导致血压升高。合理减肥的关键在于适度控制饮食，减少每日摄入的总热量。同时，要增加体力活动，如快步走、慢跑、游泳等，帮助消耗热量，维持正常体重。

第四，戒烟限酒对于预防高血压至关重要。尼古丁会使血管收缩、心跳加快，从而升高血压。此外，过量饮酒尤其是饮用烈性酒，也会加速心跳，导致血压上升。有些患者在饮酒后虽然短期内血压未明显变化，但几天后仍可出现血压升高的现象。因此，高血压患者应尽量戒酒或严格限制酒精摄入量。

第五，保持适当的体力活动。定期锻炼不仅能增强体质，还能帮助控制体重，进而有助于血压的调节。一般建议每天进行 30 ~ 60 分钟的运动，活动强度应根据个人体能状况量力而行，避免过度运动。适度的锻炼，如散步、慢跑、骑车等，不仅有助于心血管健康，还能缓解压力。

最后，重视心理调节和社会因素的影响。高血压的发生与精神压力密切相关，长期紧张、焦虑等负面情绪会使血压升高。高血压患者应注意劳逸结合，保持良好的情绪状态，避免情绪的大幅波动。通过放松心情、减少压力，可以帮助维持血压的平稳。

这六项措施的实施不仅有助于预防高血压的发生，还能改善心血管健康，降低并发症的风险。通过长期坚持健康的生活方式，可以更好地控制血压，提升生活质量，减少心脑血管疾病的发生概率。

第二节 失眠的中医调理

失眠是因心神失养而无法正常入睡的病症。轻度失眠表现为难以入睡、易醒或醒后难以再入睡，或在睡眠过程中时睡时醒。重度失眠则可导致整夜无法入睡。如果失眠持续超过两周，并伴有头晕、头痛、心慌、烦躁等症状，且明显影响白天的正常活动，就可称为失眠症。

中医理论高度重视睡眠的养生作用，认为睡眠不仅有助于消除身体的疲劳，还能调节人体的各种生理功能。通过良好的睡眠，人的精、气、神得以恢复和补充，同时，气血在体内进行循环，即休息时，气血深入滋养五脏六腑，睡醒时又流通于四肢百骸、七窍九孔，确保全身机能的正常运转与协调。

一、中医睡眠理论

中医睡眠理论源自古代中医学家对"形神统一"的理解，认为睡眠与清醒是人体阴阳消长变化的结果。现代中医继承了这些理论，并对其不断完善，主要包括阴阳学说、神主学说和营卫运行学说，这三者构成了中医睡眠理论的核心体系。

阴阳学说解释了睡眠的节律性变化，认为自然界的阴阳消长变化导致昼夜交替，人体的阴阳之气也随之变化，从而影响睡眠。中医认为，阴主静而阳主动，当夜晚阳气减弱、阴气旺盛时，人就会进入睡眠状态；而到了白天，阴气衰退、阳气增强时，人便会苏醒。正如《温病条辨》所述："阳入于阴则寐，阳出于明则寤。"这表明睡眠和清醒是阴阳交替作用的结果。睡眠不仅是生理上的休息，也是为了恢复精神与身体的平衡，是一种"有劳有逸、张弛有度"的生命活动。

神主学说认为睡眠是由"神"的状态决定的。正如张景岳所言："神安则寐，神不安则不寐。"也就是说，心神的安定与否直接影响睡眠质量。睡眠不单是生理过程，也是心理过程，心神的状态决定了人能否进入深度睡眠。心神安定时，阳气会内敛，人体就能入睡；而当阳气在体表游走时，心神活跃，人就会清醒。心神的安定尤为重要，它不仅影响心神本身，也调节阴阳出入、营卫气运行。因此，能否安然入睡，关键在于心神的平静状态。

营卫运行学说进一步细化了睡眠与清醒的机制。中医认为，人体的睡眠节律依赖于营卫气的有序运行，其中卫气的作用尤为关键。《黄帝内经》指出，卫气昼行于阳、夜行于阴，这一运行规律导致了人体的睡眠和清醒的周期性变化。白天，卫气循行于体表，使人体充满阳气，维持清醒状态；夜晚，卫气进入内脏，护卫阴经，使人体处于静养状态，从而进入睡眠状态。《灵枢·营卫生会》进一步说明，卫气在一昼夜中分为白昼与夜晚的两个循环，白昼时卫气循行于阳经，人体处于觉醒状态；夜晚时卫气行于阴经，五脏安静，人进入睡眠状态。卫气的昼夜循行形成了人体的自然睡眠周期。

这三个学说相互关联，共同构成了中医的睡眠理论体系。阴阳学说是中医睡眠理论的总纲，揭示了睡眠与清醒的基本原理；神主学说结合五脏与五神，揭示了睡眠是整体生命活动的体现，并为临床治疗提供了依据；而营卫运行学说则详细说明了经络在睡眠中的作用和规律，将阴阳学说具体化。通过这三者的有机结合，中医得以全面理解睡眠的机制，并指导临床治疗与养生方法，从而帮助人们维持良好的睡眠状态与整体健康。

睡眠质量的好坏直接影响到人们的日常生活与整体健康状态，是衡量生活质量的重要指标之一。

二、失眠的分型

失眠症在现代医学中，根据表现形式可分为四种类型，分别为入睡性失眠、睡眠维持性失眠、早醒性失眠和通宵不眠。

入睡性失眠：患者入睡困难，睡眠潜伏期超过 30 分钟，有时甚至需要 1 ~ 2 小时才能成功入睡。

睡眠维持性失眠：患者睡眠质量差，容易觉醒，频繁地在夜间醒来，或者长时间保持清醒状态。每晚可能醒来 3 ~ 4 次或更多，且醒来后难以再次入睡。

早醒性失眠：患者比平时更早醒来，距离预定起床时间还有 2 小时或更长时间就已经觉醒，且通常无法再次入睡。

通宵不眠：患者整夜无法入睡。然而，这种情况较为罕见，很多情况下失眠者将浅睡状态误认为是未睡。

按失眠的持续时间长短，可分为一过性失眠、短期失眠和长期失眠。

一过性失眠：这种失眠是偶尔发生的，通常由一些暂时性因素引起，如时差、环境变化，或睡前服用了含有兴奋剂的药物或饮料。

短期失眠：这种失眠持续几天至 1 个月，通常与一些较为持久的生活事件相关，如更换工作、家庭压力等。

长期失眠：这种失眠持续超过 1 个月，通常与各种疾病有关。长期失眠若反复发生，最终可能演变为慢性失眠。

总的来说，失眠症的类型多样，既可以根据入睡和睡眠过程中的不同表现进行分类，也可以根据失眠的持续时间长短进行区分。了解这些类型有助于更准确地诊断和治疗失眠问题。

三、失眠的原因

失眠并非单一的症状，而是与多种症候群相关的复杂问题。引发失眠的原因多种多样，通常是在多种因素相互作用下形成的，主要可以归纳为以下几个方面。

首先，起居失常是导致失眠的常见因素。生活不规律、熬夜或劳逸失度，会破坏正常的睡眠－觉醒节律，进而导致自主神经系统的紊乱，最终引发失眠。

其次，心理因素在失眠中扮演着重要角色。过度思虑、焦虑、烦恼和情绪波动等心理状态都可能影响睡眠质量。古人云："大惊不寐，大忧不寐。"这表明各种精神刺激容易扰乱正常的睡眠模式。心理压力和情绪问题常常是失眠的根源，尤其是在现代社会中，生活节奏加快，心理负担加重，使得失眠现象越发普遍。

躯体因素同样不可忽视。身体内部的生理和病理刺激，如过饥、过饱、口渴、便秘、疼痛、瘙痒以及呼吸障碍等，都可能影响正常的睡眠。此外，各种疾病，如脑部疾病、心脑血管病、胃肠病、肝病、肾病等，甚至女性的生理周期和更年期的内分泌变化，都可能导致失眠。这些因素不仅直接影响身体的舒适度，也会干扰睡眠的质量。

环境因素也是导致失眠的重要原因。不良的睡眠环境，如强光、噪音、温度过高或过低、空气污染、蚊虫骚扰，甚至地域时差变化等，都会对睡眠产生负面影响。一个安静、舒适的睡眠环境对于良好的睡眠尤为重要。

药物因素也不能忽略。咖啡因、茶碱、甲状腺素等刺激性药物，以及某些药物的副作用，常常会对睡眠产生干扰。例如，拟肾上腺素类药物可能引发头疼、焦虑等不适，影响睡眠的质量。此外，虽然某些药物具有镇静作用，但也可能导致睡眠节律的紊乱。

最后，年龄因素对失眠的影响同样显著。随着年龄的增长，人体的气血逐渐衰退，生理机能下降，导致睡眠质量下降。古代医学典籍中提到，老年人由于阴阳亏虚，容易出现神失所养的情况，进而导致失眠。这种生理变化使得老年人在夜间更容易醒来，且难以再次入睡。

综上所述，失眠的成因复杂多样，涉及生理、心理、环境和药物等多个方面。了解这些因素有助于更好地识别失眠的根源，从而采取针对性的措施来改善睡眠质量。对于失眠患者来说，调整生活习惯、改善心理状态、创造良好的睡眠环境，以及在必要时寻求医疗帮助，都是重要的应对策略。通过综合管理，可以有效缓解失眠症状，恢复正常的睡眠状态。

四、失眠的预防

面对失眠这一现代社会的常见困扰，保持一颗积极而不畏惧的心态显得尤为重要。失眠并非洪水猛兽，它更像是身体向我们发出的信号，提醒我们该去关注并调整自身的生活状态。中医自古便有"心主神明"之说，认为心神的安宁是良好睡眠的基础，因此，学会顺应失眠，通过自我调节来减轻其影响，最终与之和解，是通往健康睡眠的重要途径之一。

首先，建立良好的睡眠习惯是基础。中医强调"子午流注"，即人体气血在不同时间运行于不同的经脉，夜晚是阴气主导，阳气入内收敛之时，因此设定规律的作息时间，确保每晚都能享受到足够的睡眠，是调整生物钟、恢复体力的关键。避免睡前过度兴奋，如观看惊悚片、玩电子游戏或摄入咖啡因等刺激性物质，这些都会扰乱心神，使入睡变得困难。相反，日光疗法作为一种自然疗法，通过适当暴露于阳光下，能帮助调整人体生物钟，尤其适合那些因倒班、旅行等原因导致睡眠节律紊乱的人。睡前进行放松活动，如用热水泡脚或沐浴，不仅可以舒缓肌肉紧张，还能通过温热效应促进血液循环，达到心肾相交、阴阳平衡的状态，有助于更快地进入梦乡。

若失眠源于身体不适、不良生活习惯或环境因素，则应深入探究，逐一排查并消除这些诱因。比如，长期的精神紧张、工作压力大，或患有慢性疾病，都可能直接或间接影响睡眠。对于这类情况，中医提倡"治病求本"，即先治疗原发疾病，如通过中药调理脾胃、疏肝解郁、养心安神等，从根本上解决失眠的根源。同时，调整生活习惯，如减少晚餐的油腻与过量，保持卧室的安静与适宜的温度，都是不可忽视的细节。

加强精神修养，保持乐观的心态，是提高心理适应能力、克服失眠的重要一环。中医有"情志致病"之说，过度的情绪波动会扰乱心神，导致失眠。自我暗示法作为一种心理疗法，通过正面思维引导，如睡前默念"今晚我将拥有一个甜美的梦"，长期坚持，可以形成良好的条件反射，使入睡变得更容易。此外，练习冥想、瑜伽或太极等身心合一的运动，也能帮助人们从日常的纷扰中抽离，达到内心的平静与和谐。

适量运动，是增强体质、改善睡眠的有效手段。中医讲究"动则生阳"，适度的运动能促进气血运行，增强体质，对于稳定神经系统的功能大有裨益。特别是睡前两小时进行轻度运动，如散步、瑜伽或太极，让身体微微出汗，不仅能缓解一天的疲劳，还能促进大脑释放内啡肽等愉悦物质，帮助身心放松，为良好的睡眠做好准备。

药物干预，需谨慎使用。安眠药虽能暂时解决失眠问题，但长期依赖会对身体健康产生负面影响。中医则倾向于通过草药调理，如酸枣仁、合欢皮、远志等，这些药物具有安神定志、调和阴阳的功效，且副作用相对较小。对于中老年人及失眠症状较轻者，中药汤剂或成药可能是更好的选择。当然，任何药物治疗都应在专业医师的指导下进行，以确保安全与有效。

食物疗法，也是中医防治失眠的重要手段之一。通过食用一些具有安神助眠功效的食物，如蜂蜜、桂圆、牛奶、大枣等，可以温和地改善睡眠质量。药膳，如茯苓饼、银耳羹、百合粥等，更是结合了食物与草药的双重优势，根据个人体质和症状进行个性化选择，既美味又养生。

按摩，作为中医外治法之一，对于缓解失眠同样有效。通过按摩内关、神门、足三里等特定穴位，可以促进气血流通，调和脏腑功能，帮助身心放松，进而促进睡眠。按摩时，保持心情平和，思想放松，配合轻柔的手法，往往能达到事半功倍的效果。

总之，预防和克服失眠，需从调整生活方式、调和心理状态及增强体质三方面综合考虑，这是一项系统工程，需要耐心与坚持。改善失眠并非一朝一夕之功，唯有在日常生活中不断实践中医的智慧，如规律作息、合理饮食、适度运动、调和情志、善用草药与食物疗法以及按摩保健，才能真正告别失眠的困扰，迎来身心和谐、精神饱满的状态。在这个过程中，记住，持之以恒是关键，每一次的努力，都是向健康睡眠迈进的一步。

第三节　糖尿病的预防与调理

糖尿病是由于体内胰岛素绝对或相对不足，引起糖、脂肪、蛋白质的代谢紊乱，从而导致的一组内分泌代谢综合病症，在中医理论中被归属为"消渴"的范畴。其临床主要症状为血糖升高，并多伴有口渴多饮、食欲亢进、尿量增多及体重减轻等。这些症状反映了患者体内阴津亏损、燥热偏盛的病理状态。随着病程延长，可伴发眼、神经及心、脑、肾等血管组织器官的慢性并发症，重则致残致死。因此，预防、调理糖尿病非常重要。定期进行身体检查，保持健康的饮食习惯，适量运动，避免吸烟和饮酒等不良生活习惯均可以有效预防糖尿病。

一、糖尿病的病因病机

糖尿病的发生有内因和外因两方面，内在因素为素体阴虚。外部因素则包括过度摄入肥甘厚味、情志失调、劳欲过度、感染热毒等。这些因素会导致火灼阴津，燥热内盛，从而引发消渴症状。

糖尿病的病理变化主要是燥热阴虚。肺主治节，为水之上源，如果肺燥阴虚，津液失于滋布，则会导致胃和肾失去滋养。而胃热偏盛，则会灼伤肺津，耗损肾阴。肾阴不足又会导致阴虚火旺，进而影响肺和胃，最终导致肺热胃燥和肾阴亏乏，表现为多饮、多食、多尿。如果病情拖延，气阴两伤，还会出现疲倦消瘦等症状。阴液损伤进一步影响阳气，导致阴阳俱虚，脾肾功能衰退，水湿在体内潴留，可能引发水肿。

燥热阴虚还会引发一系列并发症。如肺失滋润，可能并发肺痨；肾阴亏损，肝失涵养，肝肾精血不能上承于耳目，可能并发白内障和耳聋；燥热内结，营阴被灼，络脉瘀阻，则可能形成疮疖、痈疽；阴虚燥热内灼，可能形成痰液，血炽成瘀，痰瘀互结，痹阻胸脉，则可能引发胸痹；经络阻塞，蒙蔽心窍，则可能引发中风偏瘫。

综上所述，糖尿病作为一种复杂而多样的疾病，其发病机理与多种内外因素息息相关，涵盖了体质差异、生活方式、环境因素以及情志调节等多方面。糖尿病的并发症更是繁多且严重，不仅会进一步损伤脏腑，如损伤眼目可致视物模糊乃至失明，累及肾脏则可出现蛋白尿、水肿，甚至发展为肾衰竭，还可能导致心脑血管病变、神经系统受损及皮肤感染等。因此，深入了解糖尿病的病因、病理变化及并发症，结合中医的整体观念和个体化治疗原则，有助于我们采取更为精准有效的预防和治疗措施，从而更好地管理糖尿病，提升患者的生活质量。

二、糖尿病的辨证论治

中医对糖尿病的辨证分型尚未形成统一标准，但大致可分为以下四种类型：一是肺胃燥热型，二是气阴两虚型，三是阴阳两虚型，四是瘀血阻络型。这些分型有助于中医根据患者的具体病情制定针对性的治疗方案。

肺胃燥热

配方： 黄连 5g，天花粉 12g，生地 12g，玄参 12g，麦冬 12g，玉竹 12g，知母 9g，芦根 12g。随症加减：烦渴引饮，气短乏力，苔黄燥，脉洪大者，加人参 9g、石膏 30g（先煎），以益气养阴，清泄胃火；多食易饥者，加黄芩 12g，栀子 9g，以助清胃泻火；皮肤疮疡者，加蒲公英 15g、紫花地丁 15g、紫草 15g，以清热、解毒、化瘀。

症状： 烦渴多饮，口干舌燥，尿量频多，多食易饥，形体消瘦，大便干燥。舌红，苔黄燥，脉滑数。见于糖尿病早期。

治则： 清润肺胃，生津止渴。

方药： 消渴方合增液汤加味。

气阴两虚

配方： 黄芪 30g，知母 9g，葛根 9g，五味子 6g，怀山药 12g，生地、熟地各 12g，山茱萸 12g，枸杞子 12g。随症加减：疲惫消瘦者，加人参 9g，以补气助脾；腰膝酸软者，加桑寄生 15g、苁蓉 15g，以补肾强腰；尿浊如膏者，加益智仁 6g、桑螵蛸 9g，以助涩精；如见烦躁、失眠，遗精，舌红，脉细数者，加黄柏 9g、龟板 9g（先煎），龙骨、牡蛎各 30g（先煎），以泻火滋阴，固精潜阳。

症状： 口干唇燥，尿频量多或浑浊，神疲乏力，头晕目糊，腰膝酸软。舌红，苔薄或少，脉细或细数。见于糖尿病中期。

治则： 益气养阴，补脾滋肾。

方药： 玉液汤合滋膵饮加味。

阴阳两虚

配方： 附片 9g，肉桂粉 2g（兑服），生地、熟地各 12g，山药 12g，山茱萸 12g，茯苓 15g，丹皮 9g，泽泻 12g。随症加减：神形衰惫者，加黄芪 30g、人参 6～15g，以大补元气；浮肿、蛋白尿者，加白术 15g、猪苓 15g、补骨脂 15g、鹿衔草 15g，以健脾利水，补肾而消蛋白尿。

症状： 小便频数，甚至饮一按一，入夜尤甚，口燥面枯，腰膝酸软，阳痿不举，形寒肢冷，足跗浮肿。舌淡胖，苔薄白，脉沉细无力。见于糖尿病中晚期。

治则： 温阳滋肾。

方药： 金匮肾气丸。

瘀血阻络

配方： 黄芪 15g，当归 9g，川芎 9g，赤芍 15g，地龙 9g，生
地 12g，麦冬 12g，玄参 12g。随症加减：肢端刺痛者，
加炮山甲 9g、全蝎 5g，以通络止痛；中风偏瘫者，加
水蛭 9g、地鳖虫 9g，以加强化瘀通络；胸闷刺痛者，
加桃仁 9g、红花 9g、丹参 15g、延胡索 9g，以理气活
血化瘀止痛；眼底病变致目盲者，加旱莲草 12g、生地
榆 12g、青葙子 15g，以清肝凉血。

症状： 舌燥少饮，肢端或肢体麻木疼痛，或偏瘫，或胸闷刺
痛，或目盲。舌或有瘀斑，脉细涩。本型常合并于Ⅱ
型或Ⅲ型中。

治则： 益气养阴，活血通络。

方药： 补阳还五汤合增液汤。

三、糖尿病的预防

糖尿病是可以预防的，其关键在于把握三个预防阶段。

首先是一级预防，也就是从源头上预防糖尿病。这需要
我们树立正确的饮食习惯，选择健康的生活方式。尽管糖尿
病有一定的遗传倾向，但主要还是由不健康的生活习惯和环
境因素引起的。因此，避免过度摄入热量、保持合理营养、
控制体重和增加运动是预防糖尿病的关键。我们应该采取低
盐、低糖、低脂、高纤维、维生素充足的饮食方式，这是维
持血糖稳定和预防糖尿病的最佳饮食策略。

其次是二级预防，也就是及时发现并诊断糖尿病。定期测量血糖是关键，尤其是中老年人，应将血糖检查作为常规体检的一部分。即使一次血糖检查正常，也要定期进行。如果出现任何糖尿病的早期迹象，如皮肤感觉异常、性功能减退、视力问题、多尿、白内障等，应立即进行检查和鉴别，以便尽早诊断和治疗，争取早期干预。

最后是三级预防，也就是预防糖尿病的并发症。糖尿病患者很容易发展出其他慢性病，并发症可能导致生命危险。因此，对糖尿病的慢性并发症进行早期监测和预防至关重要。早期发现并治疗并发症，可以大大降低其发生风险，让患者能够长期保持接近正常的生活质量。

总的来说，预防糖尿病需要我们从生活方式的点滴做起，注意饮食平衡，保持适当的体重，定期进行健康检查，及时发现并处理血糖问题。通过这三个阶段的预防措施，我们可以有效地降低糖尿病的发病风险，提高患者的生活质量。

第七章
老年养生与延年益寿

　　自 1999 年我国进入老龄化社会以来，老龄人口逐年增多，养老服务产业化进程随之加快。与此同时，中医健康养老理念逐渐深入人心。社会媒体的传播在其中发挥了关键作用，如《养生堂》等节目，通过讲解中医养生知识，让中医健康理念更广泛地传播到老年群体中。例如，"治未病"理念，源于《黄帝内经》，其核心是"未病先防，欲病早治，已病防变"，这一思想在现代社会中对预防亚健康状态和老年慢性病尤为重要。该理念在实践中重视生活起居、饮食药膳、运动和情志的调节，将健康管理的重点放在预防疾病上，帮助老年人实现身体和精神的全面调养。

第一节　中医健康养老理念

　　早在 2022 年，国家卫生健康委等 15 部门联合印发《"十四五"健康老龄化规划》，提出多项推动老年健康服务高质量发展的主要任务，发展中医药老年健康服务便是其中之一。这意味着中医健康养老理念被拔高至国家层面，也意味着中医健康养老理念深入人心。

　　事实上，中医在促进健康老龄化方面确实具有得天独厚的优势，其"延年益寿"的理念对我国健康养老事业发挥着重要作用。在我国社会进入老龄化阶段后，中医不仅为老年群体提供了养生保健的指导，还为应对老龄化带来的社会挑战提供了科学的解决方案。

　　中医健康管理模式的发展进一步推动了中医健康养老理念的普及。健康管理是一种新兴的医疗服务模式，通过结合中医药学的特色优势，如体质辨识、慢性病防治等，与现代科技融合，将中医理念渗透到养老服务中。中医健康管理借助信息技术，建立大数据平台，对老年人的健康状况进行全面评估和科学干预。这种模式不仅提升了老年人群的健康水平，还为解决我国老龄化社会面临的养老问题提供了有效途径。中医的"整体观念"和"辨证论治"思想，与现代化健康管理体系的结合，能够更好地满足人们在预防保健、健康养生方面的全方位需求。

随着中医健康养老理念的推广，中医技术也得到了普及，并在健康管理中发挥重要作用。中医不仅注重"治病救人"，还强调"老吾老以及人之老"的传统美德，致力于为老年人提供简便易行的保健技术。在实际应用中，这些技术包括艾灸、刮痧、拔罐和足浴等非药物疗法，这些方法操作简单、效果显著，深受老年群体的喜爱。例如，艾灸足三里可以增强免疫力、预防疾病，有助于延年益寿；刮痧有助于祛寒通络、缓解疼痛；足浴则能改善睡眠质量、促进新陈代谢。根据不完全统计，目前已有80多种中医技术被纳入国家和地方的医疗服务目录，这些技术不仅体现在教科书中，还有不少具有地方特色的传统方法值得进一步推广和应用。

中医的适宜技术在老年保健中发挥了重要作用，不仅提高了老年人的生活质量，还能有效降低医疗成本。在老年人常见的慢性病和亚健康管理中，这些技术为老年人提供了非药物的疗法选择，既避免了长期服药的副作用，又帮助他们实现自我保健。例如，对于患有慢性支气管炎的老年人，使用艾灸、拔罐等疗法可以帮助缓解症状、减少药物依赖。对于常见的老年人失眠问题，足浴、推拿等技术可以改善睡眠质量，降低因失眠引发的并发症风险。

此外，中医适宜技术的推广还需依托社会和家庭的广泛支持，形成社区、家庭、医院"三位一体"的中医养老模式。

在社区层面，设立中医养生保健中心，提供常见病、慢性病的中医调理服务，帮助老年人获得及时的中医护理；在家庭层面，鼓励家庭成员学习基本的中医保健方法，如穴位按摩、艾灸操作等，为家中老人提供日常护理；在医院层面，则可通过中医专家指导制定老年患者的个性化调理方案。通过这种多层次、多渠道的推广模式，中医适宜技术能够更好地服务于老年人群，提高他们的生活质量。

总体来看，中医药学的养生理念与适宜技术，为我国健康老龄化进程提供了有力支持。通过"治未病"的理念指导健康管理，通过非药物疗法改善老年人健康状况，中医药学在解决老龄化带来的健康挑战中展现出了独特优势。未来，进一步加强中医药适宜技术的推广应用，完善中医健康养老服务体系，将更好地实现老年人的身心健康，提升全社会的幸福感。通过中医药的传承和创新，为应对人口老龄化提供持续的健康保障，是推动我国社会和谐发展的重要举措。

第二节　老年体质与调养

衰老是人体自然的生理过程，也是不可避免的生命阶段。根据中医学的理论，人体在60岁后进入老年期，身体各个系统的功能逐渐衰退，体内阴阳气血的平衡逐步失调。《黄帝内经》中提到，"年四十而阴气自半也，起居衰矣"，即到了40岁左右，身体的阴气就开始逐渐减少，到60岁后，衰退速度进一步加快。此时，机体的脏腑功能减弱，气血不足，精神状态也难以保持旺盛，具体表现为睡眠不安、记忆力减退、情绪波动等。这些生理变化使得老年人对外界环境变化的适应能力下降，更易受外界不良因素的影响，从而引发多种健康问题。

一、衰老的概述

中医学认为，衰老与肾精的衰减密切相关。肾为"先天之本"，主藏精，是生命活动的基础。人到老年后，肾气衰减，导致其他脏腑功能逐渐失调。例如，肾精亏虚会影响骨骼的健康，表现为骨质疏松、牙齿松动、听力下降等。《黄帝内经》提到"肾气衰，发堕齿槁"，即肾气虚弱会导致毛发脱落、牙齿松动。此外，肾与脑有着密切的关系，肾精不足还会导致脑髓的减少，表现为反应迟钝、记忆力减退等认知功能的衰退。世界卫生组织报告显示，60岁以上的老年人中，约30%会出现轻度认知障碍。

老年人气血虚弱的状态也是衰老过程中的重要特征。中医认为，"气为血之帅，血为气之母"，气血是维持人体生命活动的基础。随着年龄的增长，人体的气血生成逐渐不足，尤其是女性在绝经后，更容易出现血虚症状，如面色苍白、头晕目眩、肢体乏力等。这些症状会导致机体免疫力下降，使老年人更易感染感冒、肺炎等疾病。某医学杂志统计数据显示，老年人患上呼吸系统疾病的概率较年轻人高出2～3倍。

除了生理上的变化，老年人的心理状态也随之改变。中医强调"形神合一"，认为精神情志与身体健康密不可分。老年人因退休、家庭结构变化等原因，社会角色和地位发生改变，容易产生孤独感、焦虑和抑郁情绪。《素问》提到，"悲则气消，惊则气乱"，长期的负面情绪会影响身体的气机运行，使气血运行不畅，加重身体虚弱。根据国家卫生健康委员会的调查，超过50%的老年人存在不同程度的心理问题，其中抑郁症状尤为普遍，这也是导致老年人身体状况进一步恶化的重要原因。

面对这些生理和心理上的双重挑战，老年人的养生显得尤为重要。中医认为，老年养生的核心在于"调养肝肾，滋补气血，调节情志"。首先，在饮食调养方面，老年人应多食用易于消化且富含营养的食物，如山药、枸杞、黑芝麻等。这些食物具有补益肝肾的作用，有助于延缓衰老。研究表明，适量摄入富含维生素和抗氧化剂的食物，可以改善老年人的免疫功能，降低患病风险。

其次，老年人应注重适度运动，中医提倡"动以养形，静以养神"。适量的运动如太极拳、八段锦等，可以促进气血运行，强健筋骨，有助于提高平衡能力，减少摔倒的风险。运动还能调节情志，帮助老年人保持愉悦的心情，缓解焦虑和抑郁情绪。世界卫生组织建议，老年人每周应进行 150 分钟的中等强度运动。

再次，心理调适也是老年养生的关键。中医主张通过情志调节来保持心理健康，强调"恬淡虚无，真气从之，精神内守，病安从来"。老年人应学会接受自然的衰老过程，培养兴趣爱好，增加与亲友的交流，避免长期独处带来的负面情绪。家庭和社会也应给予老年人更多的关怀，帮助他们建立积极的心理状态。研究显示，参与社会活动的老年人，抑郁症状发生率比不参与者低 30% 左右。

此外，中医还强调"天人合一"的养生观，认为人应顺应四时变化，调整作息习惯。春季注重养肝，多到户外活动；夏季养心，适当午睡；秋季养肺，注意保暖；冬季养肾，早睡晚起。这种顺应自然的生活方式，可以帮助老年人保持身体和精神的平衡，提高对外界环境的适应能力，减少因季节变化带来的不适。

总之，衰老是自然的过程，但通过科学的养生方法，可以减缓衰老带来的身体和心理影响，提高老年人的生活质量。中医的养生理念与现代医学相结合，强调从调理身体到调节情志的全面保健，为老年人提供了系统的健康管理方法。重视老年人的身心健康，不仅是个人生活质量的提升，也是社会可持续发展的重要一环。

二、老年的生理特点

随着年岁增长，人体内部的代谢、功能和结构都发生了衰退性变化。这些变化不仅体现在外部的形态上，如皮肤变薄、头发变白、行动迟缓，还深刻影响着人体内部的精、气、神等生理基础，进而影响脏腑功能的运转。以下是老年人体质的主要生理特点。

精血亏虚，脏腑失养

精气是维持生命活动的基础。《素问·金匮真言论》中提道："精者，身之本也。"老年人随着年龄增长，精气逐渐衰减，导致体内精血的生成减少。精气充足时，身体就有充沛的活力和敏捷的思维能力；而精气亏虚时，则出现头晕耳鸣、精神不振、腰膝乏力等衰老症状。精血亏虚使得全身脏腑得不到充足的滋养，肝脏、心脏、肌肉和神经等都因缺乏精血的滋润而出现功能下降。

比如，精血亏虚影响肝脏功能时，会出现视力减退、眼晴干涩，甚至可能发展为夜盲症；影响到肌肉时，则会引发肢体麻木、痉挛等问题；若精血不足于心，则心神不宁，出现失眠、多梦、健忘等症状。老年女性因精血亏虚，往往伴有停经、脱发、皮肤干燥等症状。这些变化反映出老年人因肾精和肾气的衰退，使精血循环逐渐不足，从而导致脏腑失养。

正气内虚，肺脾气弱

气是人体生命活动的动力来源，人体依靠气的运行来维持各个系统的正常运作。正气强则能抵抗外邪，维持健康；正气虚弱则身体容易出现病变。老年人因肾中精气的衰退，导致气的生成不足，进一步影响肺和脾的功能。肺主气，负责呼吸和全身气的调节；脾主运化，负责消化和养分的吸收。这两者在老年期变得较为薄弱，使得呼吸功能下降、消化吸收能力减退。

例如，老年人因正气不足，容易出现体力衰退、免疫力下降，容易感冒、发热等；肺气虚弱时，常表现为气短、咳嗽、咳痰，甚至发生哮喘。脾气虚时，则会出现消化不良、腹胀、食欲下降等症状。正气虚弱还会影响到排泄功能，如肾气不足时，可能出现尿频、夜尿增多，甚至尿失禁等问题，这些都反映了老年人气血衰退带来的种种变化。

神气不足，心肝血虚

神气是指人体的精神状态和思维能力。神气充足时，人表现出思维敏捷、反应灵活、精神旺盛；神气不足则表现为精神萎靡、反应迟钝、记忆力下降。老年人由于气血不足，特别是心肝血虚，导致神气衰弱，进而出现各种认知和情感障碍。心主血，心血充足时，精神和意识活动正常；肝藏血，肝血充足时，能够调节情绪、保持身体机能平稳。

当心血不足时，会影响到大脑的供血，表现为思维不清晰、记忆力减退等；而肝血不足则容易引起情绪波动，如情绪易怒、心情抑郁等。同时，肝血不足也影响到四肢的灵活性，可能出现手脚麻木、动作迟缓等症状。这些现象反映出老年人体质随着气血衰退而导致的神气不足，是老年期常见的体质问题之一。

精、气、神的全面衰退

老年人体质的变化，归根结底是精、气、神逐渐衰退的结果。精气是人体生命活动的根本，气是维持生理活动的动力，神则是心理和精神状态的体现。老年人进入衰老期后，精气逐渐耗损，气血不足，脏腑功能变得低下，表现为各项生理活动的减弱。例如，气血不足时，血液循环变慢，皮肤失去光泽、变得干燥，头发逐渐变白、脱落。脏腑功能下降时，代谢变慢，容易出现肥胖或消瘦的两极变化。

中医学认为，肾为先天之本，是精气的来源，而肾气衰退则是老年人衰老的根本原因。随着肾精的亏损，人体的其他脏腑功能也会受到连带影响。肾精不足时，骨骼和牙齿变得脆弱，行动不便，牙齿松动甚至脱落；而心肝气血不足则会影响到老年人的睡眠质量和情绪稳定性，表现为多梦易醒、情绪波动大等。因此，衰老不仅是身体外在的变化，更是内在精、气、神衰退的整体体现。

体质变化的整体影响

老年体质的变化不仅仅局限于生理功能的退化，还包括心理、社会适应能力的变化。随着衰老，老年人的社会角色和地位发生改变，常伴有孤独感、焦虑和忧郁等情绪。中医学认为，情志对身体的影响很大，情绪波动容易损伤肝脏的调节功能，而肝脏功能的变化又会进一步影响气血运行，使衰老的症状加重。例如，长期情绪不佳的老年人，可能会出现消化不良、失眠多梦、头晕耳鸣等症状，这些都反映出情志变化与身体衰退之间的相互影响。

老年人的体质变化，是多种因素共同作用的结果。除了自然衰老外，日常生活中的不良习惯、长期的情志波动以及疾病的干扰都会加速这一过程。中医强调"治未病"，即在老年期来临之前，通过调养精气、维护脏腑功能、保持心理健康，来延缓衰老的进程。对老年人来说，了解自身的体质特点，采取适宜的养生方法，如合理饮食、适当运动、情志调节等，不仅能提高生活质量，还能有效预防老年病的发生与发展。

三、老年体质的病理特点

老年人体质具有独特的病理特点，主要表现为虚性体质占主导，且多伴随血瘀、痰湿、气郁等兼夹状态。

偏颇体质居多

随着年龄增长，老年人体内的气血、阴阳逐渐衰退，因而容易形成气虚、阳虚等虚性体质。虚性体质的特点是身体能量不足，容易感到疲倦、畏寒等。此外，由于气血运行不畅，津液代谢紊乱，也容易出现血瘀、痰湿等实性体质，这些表现为体内有病理性停滞，可能引发血液循环不畅、代谢产物积聚等问题。

老年人体质与年轻人相比，更容易偏向非正常体质。这是因为年老后，抵抗内外致病因素的能力下降，一旦患病，往往难以恢复，易导致体质偏颇。例如，一些老年人长期患有慢性疾病，使得体质逐渐偏向某一方向，如气虚、血瘀等。随着年龄增长，正常体质的比例逐渐减少，而偏颇体质的比例逐渐增加，二者呈正相关。

兼夹体质多见

老年人体质并非单一类型，常常呈现多种体质交替并存的特点。由于阴阳气血和津液代谢的变化，老年人多见兼夹体质，即一种体质为主，同时伴有其他体质的特征。数据显示，60 岁以上老年人的兼夹体质占 37.40%。

　　这种兼夹体质的表现形式多样，既包括虚性体质之间的结合，也包括实性体质之间的结合，甚至是虚实体质的同时存在。例如，气虚体质常伴有阳虚或阴虚的表现。气虚伴阳虚的情况是由于气不足导致阳气不足，表现为畏寒、四肢发凉；气虚伴阴虚则是因为气虚影响津液的生成，导致体内阴液不足，表现为口干、皮肤干燥等。

　　实性体质如痰湿体质则易与血瘀体质兼夹。中医学认为，津液和血液同源，如果痰湿体质者气机不畅，津液就容易停滞，从而导致血液循环变慢，形成痰湿夹杂血瘀的情况，即"痰多夹瘀""痰瘀互结"等复合体质。

　　还有一些体质同时具有虚实特点。例如，气虚或阳虚的老年人，尽管体型看起来较为丰腴，但体内阳气不足、津液代谢不畅，容易积聚湿痰，这种人多表现为肥胖、体型松软、易有水肿等症状。此外，阴虚体质的老年人因阴血不足容易生成虚火，而虚火反过来会进一步损伤阴血，导致阴虚兼夹血瘀，或者因为饮食不节制，形成阴虚兼夹湿热等症状。

　　概括而言，老年人的体质特征就是"多虚、多瘀、多痰、常气郁、常兼夹"。

　　多虚：随着衰老，老年人的气血和肾精逐渐衰退，表现为身体虚弱，容易疲劳、免疫力下降等。虚性体质是老年人常见的体质类型，也是其身体功能逐渐衰退的根本原因。

　　多瘀：老年人体内血液循环能力减弱，容易出现血液瘀滞的现象，如肢体麻木、皮肤暗沉、易出现淤青等症状。血瘀体质使老年人易患心血管疾病，如高血压、冠心病等。

多痰：津液代谢功能下降后，老年人容易出现痰湿体质，表现为体内痰湿积聚、代谢废物排出不畅，常见症状包括痰多、咳嗽、四肢沉重等。

常气郁：老年人的情志活动常受心理变化影响，加之体内气血不畅，容易出现气郁体质。气郁体质会使老年人情绪低落，心情抑郁，甚至影响胃肠道的消化功能。

常兼夹：老年人的体质不局限于单一类型，常常是一种体质为主，同时兼有其他体质的特点，这种兼夹体质使得其病情更为复杂，治疗难度也更大。

这些体质特点与老年期肾气亏虚、气血运行不畅的生理状态密切相关，也是老年人容易患慢性病、多病并发的原因之一。老年人体质的衰退，使得身体在面对外界的病原体时，恢复能力减弱。例如，老年人患上慢性病后，病情常常迁延不愈，甚至病情反复发作，这与其多种体质并存、抵抗力下降有直接关系。因此，了解老年人体质的特点，对于预防和调养老年病具有重要的参考价值。

通过调节体质状态，例如针对性地补益气血、温养阳气或滋阴降火，能够帮助老年人延缓衰老、预防疾病。与此同时，中医学强调的"治未病"理念也特别适用于老年期的养生调理。通过综合考虑老年人的偏颇体质和兼夹体质特征，制定适合的调养方案，能够提高老年人的生活质量，增强其身体抵抗力，有效地减轻疾病带来的困扰。

四、老年体质的调养

老年人随着身体机能的退化，在调养方面需要特别注重心理调适、饮食营养、运动起居以及合理用药。

老年体质调养要注意调节情绪，保持心理健康。中医养生中强调"知足谦和"，即老年人应当保持知足常乐的心态，避免过多的物欲和无谓的争斗。要培养豁达乐观的精神状态，主动参与社交活动，如与朋友交流、观赏自然景色等，既能增加生活的乐趣，也能促进心理健康。老年人容易体弱多病，因此更要积极面对生活中的挑战，树立战胜疾病的信心。适度的社交和兴趣活动，如学习新知识或参加社区活动，能帮助老年人转移对疾病的注意力，提高生活质量。此外，定期体检有助于早期发现身体的异常情况，并及时进行预防和治疗，延缓病情发展。

合理膳食与适度运动，是老年养生中的重要环节。老年人的脏腑功能相对较弱，饮食调养需要特别注意。首先，食物应多样化，以提供全面的营养，合理搭配谷物、水果、蔬菜、肉类等，以补充精气，延缓衰老。适合老年人的食品包括莲子、山药、核桃等，这些食物有助于补益脾肾，延年益寿。其次，饮食应清淡，避免过多的糖类、脂肪和盐分，以减轻脾胃负担。中医养生学建议老年人饮食宜"温热熟软"，既能避免肠胃不适，又有助于食物的消化吸收。粥类食品如大米粥、小米粥，既容易消化，又有养胃生津的作用，适合老年人长期食用。最后，饮食应少食多餐，进食时细嚼慢咽，既有助于吸收，又能避免噎食和呛咳。

运动对老年人保持健康至关重要，但应以适度为原则。老年人运动不宜过于激烈，动作应缓慢有节奏，常见适合老年人的运动有太极拳、五禽戏、散步等，这些运动有助于增强体质，促进气血循环，同时还能改善心理状态，缓解孤独感和忧郁情绪。运动时应选择在气候适宜的时间进行，避免恶劣天气下锻炼，以防受寒受湿。同时，运动时要注意呼吸均匀，如出现胸闷、头晕等不适症状，应立即停止活动。

起居有度，科学用药。老年人的日常生活应保持规律，既不能过度劳累，也不能完全无所事事。居住环境宜安静清洁、通风良好，并应保证充足的阳光，以提供舒适的生活环境。老年人对温度变化的适应能力较差，应根据气候变化及时增减衣物，特别注意保暖，防止感冒等疾病的发生。临睡前可用温水泡脚，促进血液循环，改善睡眠质量。此外，应养成良好的排便习惯，避免便秘等问题。

在用药方面，由于老年人的身体机能减退，治疗和保健用药需要区别于中青年人。老年人用药应遵循"多补少泻"的原则，即重视滋补，减少攻泻之药，以免损伤正气。药物的选择宜温和，用量适中，并且应根据老年人个体的体质进行调补，如阴阳调节、补气补血等。治疗用药时，应结合季节变化进行调整，并定期监测用药效果，及时调整治疗方案。老年人常采用药食同源的方法，即通过日常饮食和药膳进行调理，这种方式更加温和持久，有助于保持身体健康。

总而言之，老年体质调养的核心在于维护身心的平衡。调节情志、保持心态平和，有助于增强免疫力；合理的饮食和适度运动，能延缓身体机能的退化；科学的起居和谨慎的用药，则能为老年人提供健康的生活保障。中医学的"治未病"理念强调预防疾病、未病先治，尤其适合老年人群。通过精心的调养与管理，不仅可以提高老年人的生活质量，还能延长健康寿命，帮助他们更好地适应老年生活中的各种变化。

第三节 中医抗衰的建议

中医认为"肾元盛则寿延，肾元衰则寿夭"，肾气衰退是衰老的关键原因。肾作为人体的先天之本，主导着人体的生长、发育和衰老，因此，调理肾气对抗衰老至关重要。同时，脾胃作为后天之本，影响着营养吸收和气血生成，胃气衰竭也会加速衰老。调补脾肾、调和气血，是延缓衰老的基本策略。此外，保持气血通畅有助于身体健康，中医称之为"气血正平，长有天命"，即只有气血平和，才能保持身体的活力和健康。中医强调"个体化抗衰老"理念，尤其关注老年人体质的特殊性，通过个体化调理方案，有助于延缓衰老的进程。

一、辨识体质，制定抗衰策略

中医强调根据体质制定个体化的抗衰策略，这需要对老年人的体质类型进行准确辨识，包括偏颇体质、兼夹体质的特点。在此基础上，设计个性化的养生方案，包括饮食起居、运动锻炼、情绪调节等。同时，适宜的中医技术如刮痧、拔罐、针灸、推拿等，也可以结合个体情况进行应用，以达到更精确的抗衰效果。老年人需要在专业的健康教育和指导下，充分了解自己的体质特点，选择适合自己的调理方法，主动参与抗衰计划，从而更有效地延缓衰老。

在辨体基础上，中医提出的延缓衰老的核心策略之一是补养脾肾、调理气血。老年人肾气衰退明显，因此需要重点补肾，以补充先天之本。同时，脾胃的调补也不可忽视，它们是营养的来源，有助于维持后天的精气。补肾与健脾结合，能够全面滋养五脏，增强身体的整体抵抗力，减缓衰老过程。

此外，老年人气血运行不畅也是常见问题，容易导致四肢无力、精神萎靡等表现。通过疏通气血、改善气机运行，可以促进血液循环，使身体各个部分得到更好的营养供应，从而延缓衰老。中医常采用药物调理与手法疗法相结合，如针灸配合理气、活血的中药，能够有效疏通气血，增强身体的活力。

中医抗衰的效果离不开老年人对自身健康状况的了解和主动配合。因此，在实施个体化抗衰策略时，需要加强老年人的健康教育，让他们深入了解自身的体质状况、衰老特点和应对方法。通过专业的健康指导，老年人可以更加清楚地认识到自己的健康需求，积极选择适合自己的调理方案。主动参与到养生过程中，不仅有利于身体的保健，也能增强老年人面对衰老的信心，促进心理健康。

二、中医个体化抗衰的意义

通过对个体体质的精准评估，结合科学的调理方法，中医的抗衰理念可以帮助老年人延缓衰老过程，改善身体素质。每个人的体质在老年阶段都表现出不同的特点，中医主张通过对个体体质的精确评估，结合针对性强的调理方法，帮助老年人延缓衰老，提升身体素质。个性化的调理方案不仅能够根据老年人的身体状况进行量身定制，还能针对不同的体质特征，采用适合的中医养生手段，从而更高效地改善身体机能，达到事半功倍的效果。

中医的个体化抗衰策略在应对老龄化过程中展现了独特的优势。它通过精确的体质辨识和针对性调理，结合中医传统的"治未病"理念，将抗衰老的重点放在日常的预防和保健上。这样的方式不仅能延缓衰老的进程，还能提高老年人的生活质量和健康寿命。在中医的指导下，老年人可以通过饮食、药物、情志调理和适宜技术的综合应用，更健康地度过晚年，享有更高的生活品质和自尊感。这种因人而异、综合调理的方式，不仅使身体在延缓衰老中受益，也使老年人的精神状态更加乐观积极，真正实现身心健康、延年益寿的目标。